クヨクヨからスッキリへ、

こころの
クセを
変えるコツ

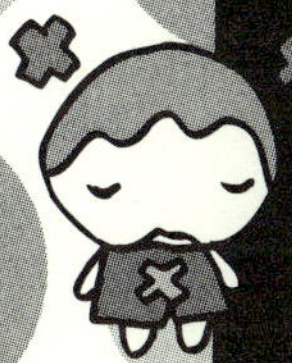

自分でできる
“認知療法”
エクササイズ

心療内科医
姫野友美
著
江村信一
絵

大和出版

まえがき――「運命の上昇スパイラル」に乗りましょう

なぜか、うまくいかないと感じているあなたへ
疲れる考え方をしていませんか?

人はみな、こころの中で何を考えても自由です。

でも、その考え方には、その人のこころをラクにする考え方と、その人のこころを疲れさせる考え方とがあります。

こころを疲れさせる考え方って何?　それを説明する前に、ちょっと胸に手を当てて考えてみてください。

たとえばみなさん、こんな経験がありませんか?

●いつも悩みごとを抱えていて、なかなかこころが晴れない

●一生懸命がんばっているのに、苦労が報われないと感じている
●「どうしてみんな自分のことをもっと評価してくれないのだろう」という不満をいつも抱いている
●世の中、思い通りにならないことばかりだと感じている
●「どうせ」「でも…」「だって」といった言葉が口ぐせになっている
●いつもここぞという大切なときに失敗してしまう
●気づくと自分はみんなよりもソンな役回りになってしまう
●こころの底で「自分はとても運が悪い」と思っている
●自分にできるかどうか不安なことは、たいてい理由を作って逃げてしまう
●「もし○○したらどうしよう…」「あのとき○○すればよかった」と結論の出ない悩みをぐるぐると考えてしまう

これらは、いずれも疲れる考え方をしているから起こることです。少しでも思い当たるなら、あなたは**こころを疲れさせる考え方**をしがちな人、つまり

「疲労思考」の持ち主かもしれません。「悪い方へ、悪い方へ」と考えるクセがついてしまっているために、現実に「悪いこと」を招いてしまっているのです。ただし、たとえ全部当てはまったからといって、悲観することはありません。なぜなら、このような疲労思考は変えることができるからです。考え方のクセを「悪い方へ、悪い方へ」と考えるパターンから「いい方へ、いい方へ」と考えるパターンに変えていくことによって、ストレスをためる疲労思考から脱出することができるのです。

本書のテーマはこうした**「こころのクセを変えるコツ」**をみなさんに知ってもらった上で、さらに「運命の上昇スパイラル」に乗れるようになっていただくことです。

「へこたれ君」から「すこやかさん」へ

この本では、悪い方へ考えがちなこころのクセを**「へこたれ思考」**、「へこたれ思考」が住み着いているこころを**「へこたれ君」**と呼びます。そして、いい方へ考えるこころのくせを**「すこやか思考」**、「すこやか思考」のこころを**「すこやかさん」**と呼びます。そこで、どうすれば「へこたれ思考」から「すこやか思考」に頭の回路を切り替え、「へこたれ君」から「すこやかさん」へ変身できるかを、できるだけわかりやすく説明していくことにしましょう。

「へこたれ君」が頭の中を占拠してしまうと、疲れとストレスをどんどんため込んでいき、いつもくよくよと悩み始めます。そうするとあなたのまわりの物事は「悪い方へ悪い方へ」と回り始め、気持ちもどんどん落ち込んで悪循環に陥ってしまいます。これを**「運命の下降スパイラル」**と呼びます。

でも、「すこやかさん」が頭の中に住んでくれるようになれば、何事もプラスのいい方向に捉えられるようになり、あなたのまわりの出来事は、「いい方へ、いい方へ」と運ぶようになるはずです。そして、あなたのこころに幸せを呼び込んでくれます。そうすると物事が好循環に入っていきます。これが**「運命の上昇スパイラル」**です。

つまり、「へこたれ思考」を「すこやか思考」に変えることによって、あなたの運命を**「下降スパイラルから上昇スパイラルへ変えること」**――これが本書のねらいなのです。

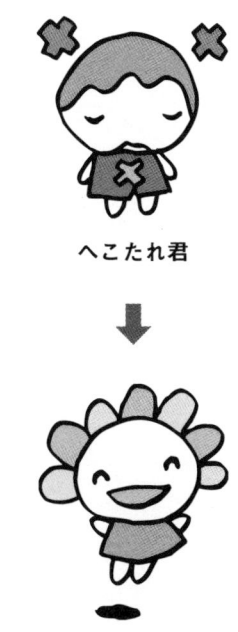

クヨクヨからスッキリへ、
こころのクセを変えるコツ

目次

クヨクヨからスッキリへ、こころのクセを変えるコツ……目次

自分のこころを旅してみよう……54

第3章 重たいこころがスーッと軽くなる――スイッチレッスン2

第4章 人間関係がスムースになる――スイッチレッスン3

第5章 自信がついて毎日が楽しくなる――スイッチレッスン4

第6章　幸運をもたらす12のこころの技術

本文デザイン　重原　隆

第1章

考え方のクセを変えるだけで、
こころはこんなにラクになる！

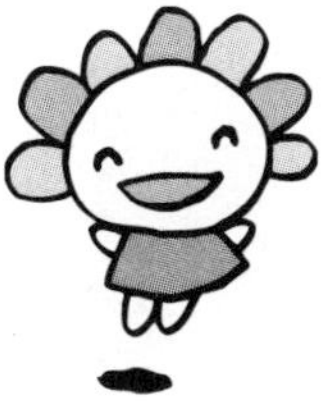

1

へこたれ君は誰のこころにもいる

人のこころは、弱気な方へ、ハードルの低い方へと流れやすいもの。何かしらの壁にぶつかったとき、「弱気の虫」は誰のこころにも顔をのぞかせるものです。

みなさんも思い当たりませんか?

ここぞというときに、「ああ、もし失敗したらどうしよう…」という気持ちでいたら、案の定失敗してしまったり…。また、ストレスを感じたときに逃げ腰の姿勢でいたら、かえってそのせいでどんどん深みにハマっていってしまったり…。

このように悪い方に物事を考えていたために、望んでいたこととは逆の結果を招いてしまった経験は、おそらく誰にでもあるのではないでしょうか？

つまり、それが「へこたれ思考」（疲労思考）なのです。

「へこたれ君」は誰のこころにもいます。そして、何かにつけて顔を出し、隙さえあれば頭の中を自分たちで埋め尽くしてしまおうともくろんでいるのです。「へこたれ君」にとりつかれると、考えがマイナスの方向から抜け出られなくなり、たとえ一生懸命がんばっていても、結局、結果が裏目に出てしまいます。そして、自分でも気づかないうちに自分を疲れさせる方向へ追い込んでいってしまうのです。つまり下降スパイラルです。

例をあげて説明しましょう。

たとえば、新入社員のあなたがはじめて外回りの営業をして、その日の契約が1本もとれなかったとしましょう。

「へこたれ思考」のAさんは、ここで「こんなにがんばったのに契約がとれないなんて、やっぱりこの仕事は自分に向いていないのかもしれない…」と考えてしまいます。

翌日もその翌日も契約ゼロ。すっかり落ち込んでしまったAさんは、オフィスに帰っても「きっとみんな自分のことを仕事ができない新人だと思っているにちがいない」と考えてしまい、肩身の狭さを感じます。すると翌日、Aさんは急に「今日もまたダメだったらどうしよう…」というプレッシャーから逃げ出したくなり、外回りの時間を喫茶店で過ごしてしまいました。

そして、その翌日も喫茶店にいたところ、なんと同僚のBさんとバッタリ。今度は、「サボったことがBさんからみんなに知られてしまったら、どうしよう…」と心配になり、夜も眠れなくなってしまいます。そして、寝不足と心労で体調をくずしてしまい、いつしか無断欠勤するように…。

このように悪い方向へ、悪い方向へと考えるクセは、どんどん自分を追い込み、自分の立場を悪くしていってしまうのです。

「へこたれ思考」の人は、ストレスに対応しようとするときの考え方や行動がマイナスであるために、なかなか思うような結果を得られません。努力していてもそれが結果に結びつかないために、「がんばっても、がんばっても疲れるだけ…」といった徒労感を覚えています。そして、「どうせ、またダメだ」というマイナスの考え方が、さらに次の結果や自分をとりまく状況を悪化させてしまうのです。

しかし、いつまでもそのマイナス思考の悪循環から抜け出せずにいると、雪だるま式に疲れがたまり、心身に大きな悪影響を及ぼすようになります。なかには、うつ病やパニック障害などのこころの病気になってしまうケースも少なくありません。病気になったら、ますます悪循環から脱出しづらくなってしまいます。

ですから、とにかく頭の中を「へこたれ君」に支配されてしまってはダメ。悪循環にハマる前に「これはまずいパターンだ」と気づき、なんとか悪い流れを断ち切って、「すこやか思考」へと転換させていかなければならないのです。

2

なぜ、悪い方に考えてしまうのか？

人はよく同じ失敗を繰り返すものです。

それは、無意識のうちにいつもと同じパターンで物事を見て、考え、対処しようとしているからです。そして、多くの人は、そうした自分のパターンにたいへん保守的です。

だから、「あ、これは前にも失敗したパターンだ…」とか「これは自分の悪いときの考え方だ」という不安が頭をよぎっても行動を修正できずに、いつもと同じようにふるまい、みすみす同じミスを繰り返してしまうのです。

でも、そうしたものの見方や考え方のパターンに、ネガティブに考えるクセがついてしまっているとしたらどうでしょう。

たとえば、自分に対して、「私にはいいところなんてひとつもない」という見方がクセになっている人は、次のようなネガティブ思考をするのがお決まりになっています。

●好きな人ができた↓どうせ私なんて相手にされないに決まっている
●興味のある仕事をするチャンスが巡ってきた↓でも、やっぱり私には無理かもしれない
●仕事で大きなミスをした↓私には重荷だったんだ
●同僚から励まされた↓私の気持ちなんかわからないくせに…
●同僚から飲みに誘われた↓私なんか誘ってもつまらないんじゃない？
●同僚からあいさつされなかった↓きっとあの人は私のことが嫌いなんだ
●みんなが集まって誰かの噂をしている↓私の悪口を言っているのかもしれない
●上司から小言を言われた↓私はこの仕事に対して失格なんだ

●同僚が上司からほめられた↓なぜ、あの人ばかり…世の中不公平だ
●高校のときの同級生が結婚した↓どうせ私にはこんな幸せは巡ってこない
●ダイエットに挫折した↓私は意志の弱いダメな人間だ
●電車に乗り遅れてしまった↓やっぱり私は運が悪い巡り合わせなんだ

いつもこのようなパターンで物事を考えていては、自分から進んで運を突き放しているようなものです。友人も寄りつかなくなり、仕事にも恵まれなくなってしまいます。悪い方へ、悪い方へと物事が展開し、やがてこの世で自分がひとりぼっちであるかのような孤独感を感じてしまうでしょう。

でも、みなさん、ひょっとして、「こんなこと、私には関係ない」と思っていませんか?

だとしたら、大間違い。

先にも述べたように、「へこたれ君」は誰のこころにもいます。そして、誰でも無意識のうちに、こうした「へこたれ思考」をしていることがあるのです。

なぜなら、このような「思考」は、瞬間的に頭に浮かんではすぐに消えてしまいます。そのうえ、そう考えることが自分の一部のようになっていて違和感が残りません。だから、このようなネガティブな考え方のクセがついているのに、それに気づいていない人がたいへん多いのです。

このような無意識の**「こころのクセ」**は、きちんと立ち止まって考える習慣をつければ、歪んだ考え方のパターンを直していくことができます。そして、その「こころのクセ」を直すためにとても役立ってくれるのが、次に紹介する**「認知療法」**なのです。

3

『認知療法』でへこたれ思考から脱出できる！

人は誰でも自分なりのフィルターを通して世界を見ています。

そのフィルターは本当に人それぞれです。いつも自分に都合よく考える人、自分を過小評価する人、責任感を持ちすぎる人、「いい・悪い」で物事を判断する人、他人からどう見られるかが気になる人――みんな意識するしないにかかわらず、物事に対する特有の捉え方（認知）のパターンを持っているのです。

ただし、前項でも述べたように、歪んだフィルターを通して物事を捉えていると、憂うつな気分に悩まされたり、周囲にうまく適応できなかったりといった困った事態を招きがちになります。

そこで、自分の「こころのクセ」や思考パターンを知り、現実の受け止め方や物事の見方の悪いクセを修正していこうとするのが「認知療法」です。
初めて耳にする人も多いかもしれませんが、認知療法は、うつ病の治療にたいへん効果的で、日本の医療機関でも広く取り入れられています。
自分を憂うつにさせる「考え方のパターン」に気づき、ストレスを受けてもクヨクヨしたり、落ち込んだりすることが少なくなり、うつの再発を防ぐことができるのです。

「こころのクセ」を直せば「気持ち」が変わり、「行動」も変わります。

そして、自分を巡る人間関係や自分に対する評価も変わってきます。つまり、歪んだフィルターを通して見ていた世界が、そのフィルターの歪みを直すことによって大きく変わるのです。

この認知療法は、言ってみれば「ストレスに負けないこころの力」を育てるためのトレーニング。

「へこたれ思考」の支配から脱出するための処方箋です。ですから、うつに悩んでいる人以外でも、「今の現状を脱却したい」「自分を変えたい」と願っているすべての人にとって有効です。

知らず知らず歪んだ考え方をしていたことによって、ソンをしたり疲れたりしている人はたくさんいます。

病気というほどではなくても、こころが塞ぎがちな人、がんばっていてもなぜか苦労が報われない人、失敗ばかりで運がないと思っている人、自分に自信が持てない人、なかなか仕事で結果を出せない人やチャンスを生かせない人——そんな堂々巡りの悪循環にハマっている人に対して、この認知療法は大きな効果を発揮するのです。

4 まずは自分の「こころのクセ」に気づくこと

先にも触れたように、人は自分でも気づかないうちに、こころに歪んだクセをつけてしまっているものです。そして、多くの人がその歪みに慣れてしまっているので、たいていは違和感を覚えることもなくやり過ごしてしまいます。たとえ「自分の考え方、ちょっと間違っているかな」という思いが脳裏をかすめたとしても、おそらく一瞬後にはきれいに忘れてしまうでしょう。

ですから、自分の歪んだ「こころのクセ」を自覚するのは、実はなかなか難しいことなのです。

では、どうすれば自分の「こころのクセ」を知ることができるのでしょうか？

それには、多少のトレーニングが必要です。

まずは、心理的なストレスを生む問題にぶつかったときに、「ここはどう考えたらいいのだろう?」と立ち止まって考えるように努力してみてください。「いつもの自分だったらこう考える。でもまてよ、こう考えてみたらどうだろう」といったように、意識的に頭に考えを巡らせる習慣をつけるのです。

そして、できればその考えをその場でメモに書きとめてみてください。実際に考えを書いてみると、「ああ、自分はストレスから逃げようとしているんだ」とか「この考え方はちょっと自分に都合よすぎるな」という自分の現実の受け止め方の姿勢がわかります。

「書く」という行為は、より客観的に自分のこころを把握するいいきっかけになります。もしその場で考えを書きとめられなかったら、後で日記やメールに書いて頭の中を整理するのでもいいでしょう。

このようにいつも自分のこころの動きを振り返る習慣をつけていると、だんだん、いかに自分がいつも同じパターンで物事を考え、それに対処しているかがわかるようになってきます。そして、自分の悪い考え方のクセが客観的につかめるようになってくるはずです。

たとえば、「どうせまた失敗するに決まっている」という考え方がクセになっているなら、その考えが浮かんでくるときに的を絞って、そのシチュエーションや感情をメモしてください。

続けるうちに、自分がどんなときに「どうせダメだ」と考えるのか、その傾向が浮かび上がってくるはずです。ひょっとしたら、「どうせダメだ」という理由をつけることによって新しいことへのチャレンジから逃げているだけなのかもしれません。

あるいはその考えを自分への「言い訳」にして、傷つくことを怖がっているとも言えます。

このように、「へこたれ思考」から抜け出すには、まず自分の「考え方の悪いクセに気づく」ということがたいへん大切です。ですから、「最近、自分はどうも悪い方に向いているな」と感じたら、結論を出す前に立ち止まり、自分の考え方に歪んだフィルターがかかっていないかどうか、いま一度振り返ってみてください。

自分の「こころのクセ」がしっかりわかっていれば、「悪い方向に流されないように注意しよう」という意識を頭の隅に留めておくことは、そう難しいことではありません。もし、考えがマイナスに傾きそうになったら、「あ、また『へこたれ君』が頭をもたげてきたな。ダメ、ダメ、これは自分の悪いパターンだ…」というように、頭の中から「へこたれ思考」を追い払う習慣をつければいいのです。

とにかく大切なのは、まず「こころに悪いクセ」がついていることに気づくことです。そして、思考が悪いクセにハマらないよう常に警戒することです。

5 「こころのクセ」を直す方法とは？

さて、では自分の「考え方の悪いクセ」に気づいたら、それをどうやって修正していけばいいのでしょうか。

基本的には、自分の置かれたストレス状況をできるだけ客観的に捉えて、合理的で柔軟な考え方を導き出せるようにしていきます。そして、悪いパターンの考えをさえぎり、いつも合理的な判断が下せるようにするために、同じような場面に出合うごとに何回も何回もこころのトレーニングを重ねていくのです。

この際、自分の考えをメモなどに書き出してみると、より客観的に自分のこころの動きがつかめるようになり、柔軟性のある考え方を導きやすくなります。

悪い心のクセである「へこたれ思考」から「すこやか思考」へ変化させてい

く過程を、**認知療法にあるファイブコラム（五コラム）**を基にして、次表にまとめてみました。

まず、「不快になったきっかけ」つまり、あなたを不快にさせた出来事の状況を、事実のみ簡単に書いてください。次に、そのとき頭に浮かんだマイナスの考え方や非合理的な考え方**（へこたれ思考）**を書き出してみてください。

そのあとに、その出来事を冷静に見て、「まてよ、こう考えてみたらどうだろう」という別の客観的な見方を書いてください。

そして最後に「こう考えればよかったんだ」というプラスの考え方**（すこやか思考）**を書き出してみてください。そのときに「今後はこう考えることにしよう」と、こころに念じてください。

ここまで考え方を変化させられれば、りっぱ。どんな場面に遭遇しても、決してへこたれることはなくなるでしょう。

自分の考え方を書き出して「こころのクセ」を見つけよう

	例1	例2
不快になったきっかけ あなたを不快にさせた出来事の状況を、事実のみ簡単に書いてください。	はじめて任された大事なプレゼンの席であがってしまい、説明がしどろもどろになってしまった。	私と仲の悪い同僚が集まって、何やらヒソヒソ話をしていた。
▼ 頭に浮かんだマイナスの考え（へこたれ思考） そのとき頭に浮かんだマイナスの考え方や非合理的な考え方を書き出してみてください。	▼ 昨日徹夜で準備したのにこんな結果になるなんて…。みんな、私のことを「仕事ができない人間だ」と思ったに違いない。やっぱり私には無理だったんだ…。	▼ 絶対に私の悪口を言っているに違いない。ああ、こんなに人間関係がわずらわしい職場は、もうウンザリ…。
▼ 客観的な考え方 その出来事を冷静に見て、「まてよ、こう考えてみたらどうだろう」という別の見方を書いてください。	▼ 冷静に考えれば、はじめてなんだから緊張するのはあたりまえ。それにしてはよくやったほうかもしれない…。	▼ 私の悪口を言っているなんて、どうしてわかるの？　推測で物事を決めつけてはダメよね。
▼ 自分で導き出したプラスの考え（すこやか思考） 「こう考えればよかったんだ」というプラスの考え方を書き出してみてください。そして、「今後はこう考えることにしよう」と、こころに念じてください。	▼ いちいち失敗を気にしていてもしょうがない。プレゼンなんて慣れてくれば緊張しなくなるはず。今回の失敗を教訓にして、次は成功させよう。	▼ 何の話をしていたかもわからないのに悩んでもしかたがない。それに自分は自分。周りに振り回されるのはバカバカしいわ。

次章以降では、このプロセスを具体的な例をたくさんあげて説明します。ぜひ、「これがもし自分だったら、どう考えるだろう…」という気持ちで読んでみてください。

でも、そう言われても簡単には変えられないワとか、理屈ではそうだけど、実際にはネェと考えてしまうあなた。あなたにとっておきの「へこたれ思考」攻略トレーニングをお教えしましょう。

次のような「トレーニング」を毎日の習慣にしてみましょう。

- **マイナスの口ぐせをやめて、いつもプラスの言葉を口ずさむようにする**
- **よく目に入る場所にプラスの言葉を貼っておき、それを毎日朗読する**
- **目標とするプラスの言葉を毎日100回ノートに書く**
- **ストレスにぶつかったとき、プラスの言葉を呪文のように唱える**

おわかりのように、これらは、とにかく「反復練習」をして、プラスの考え方を脳に刷り込んでしまおうという方法です。プラスの考えや言葉を口に出したり、書き出したりしていると、そのイメージはより強く脳に植えつけられます。そして、そうしたトレーニングをしているうちに、脳は「プラスに考える状態」の方へどんどん細胞を伸ばしていきます。そしてプラスの脳細胞回路ができてしまえば、「プラスに考える状態」が「いつもの状態」になってしまうのです。

プラスに考える状態があたりまえになってくれれば、かつて頭にはびこっていた「へこたれ君」はすっかり影をひそめてしまうことでしょう。そして、代わってどっしりと腰を据えた「すこやかさん」が、頭の中の「構造改革」を推進し、取り仕切ってくれるようになるはずです。

6

「メントレ」がへこたれ君を追い払う

プラス思考にするための脳に対する働きかけは、近年スポーツの分野でも取り入れられ、大きな成果を上げています。

それがいわゆる**「メンタルトレーニング」**。

メンタルトレーニングとは、言ってみれば「よりよい結果を出すためのこころの訓練」です。

スポーツの世界では、何より結果が求められるもの。ところが、**結果というものは、その人の気の持ち方ひとつでいい方にも悪い方にも転ぶ。だったら、いい方に転ぶようにこころにクセをつけてしまおう**——というものです。

どんな競技でも、「もうダメだ…」と思っていては失敗するに決まっていますし、「これはいけるゾ」と思えば成功する可能性が高くなります。だから、メンタルトレーニングでは、どんなにプレッシャーのかかる状況下でも、頭の中の「へこたれ君」を追い払い、平常心で競技に臨めるように訓練します。

そして、うまくトレーニングできれば、練習のときと同じようなパフォーマンスを本番でもできるようになり、ここぞという大舞台で自分の実力を発揮できるようになるのです。

つまり、メンタルトレーニングは、**「悪い方向に考えるクセを直して、こころをよりよい状態にする」**という点で、目指すものが認知療法と共通しています。

では、メンタルトレーニングは、どんな手法によってこころの弱さを克服していくのか――その要点をかいつまんで紹介していくことにしましょう。

●自分の目標を明確にする

夢や目標へ向かう姿勢は、やる気を生み、毎日のモチベーションを向上させる。だから、まず自分の目指す目標を具体的に設定することが大切。「長期的な目標」と「短期的な目標」を分けて、「いまやるべきこと」を明確にする。

イメージトレーニング

自分が成功したときのイメージや最高のプレーをしたときのイメージを繰り返し脳に刷り込む。そして、その「いいイメージ」を浮かべながら仕事や練習などに取り組む。慣れてくれば、本番でもイメージ通りにできるようになる（これは、脳の運動野の周りにある「補足運動野」の働きのおかげ。成功イメージを浮かべると、この「補足運動野」の血流が増し、実際に運動をしたときに補助的なプラス作用が働くことがわかっている）。

結果に捉われない

結果の成否を考えるほど、不安やプレッシャーは大きくなる。だから、結果のことは考えずに、目の前の準備や練習に全力を注ぐ。しっかり自分の準備ができていればプレッシャーに揺るがされなくなるもの。言ってみれば「人事を尽くして天命を待つ」という考え方。よくサッカー選手などが「自分たちのサッカーができれば必ず勝てる」と言うのもこの例。

●プラス思考を植えつける

日ごろから物事をプラスに考えるクセをつける。嫌なことが起こったときには、頭に浮かぶいくつかの考えの中から、必ずいちばん前向きな考え方を選ぶようにする。これを習慣にするには、とにかく日常の積み重ねが大切。

●練習を楽しむ

一流選手はつらい練習を楽しめるからこそ一流でいられる。だから、とにかく目の前の仕事を楽しむこと。「好き」「楽しい」「おもしろい」という感情が、さらに目標への意欲をかきたててくれる。シドニーオリンピックの女子マラソン金メダリスト、Qちゃんこと高橋尚子選手は、とにかく走るのが大好き。骨折していても走りたくてウズウズしてしまうらしい。だからあの過酷な練習にも、競技にも耐えられるのだ。

●セルフトーク

セルフトークとは、「大丈夫、やれる！」「私は勝つ！」「今日も絶好調！」

といったように自身に話しかけて自分を鼓舞する技術。口に出して言う言葉には、それを本当に実現してしまうようなパワーが宿っている。その脳を暗示にかける効果を利用して力を引き出す。アテネオリンピックの１００m、２００m平泳ぎの金メダリスト北島康介選手は最初から「金メダルをとる」と公言した選手。そして本当に金メダルをとってしまった。**「言葉にはパワーが宿る」**実例といえる。

●自信をつける

小さな成功を積み重ねていくことによって大きな自信を手に入れる。ただし、そのためには常に自分を追い込んで、今までやったことのないことやワンランク上の仕事にチャレンジしていく姿勢が必要。それによって自分を成長させ、ステップアップさせていく。

いかがでしょう？　これらはメンタルトレーニングの技術のほんの一部ですが、スポーツ選手でなくとも応用できることが多いと思います。実際、こうしたメンタルトレーニングを導入したことによって、多くの日本人アスリートが勝負強さを身につけ、オリンピックなどでもよりいい結果を残せるようになったのです。

あなたも頭の中の「へこたれ君」を追い払う作戦のひとつとして、ぜひ試してみてはいかがでしょうか？

7

「すこやか思考」がもたらす脳の変化

少し話が横道にそれますが、私がよく受ける質問に「認知療法はポジティブシンキングとどう違うんですか？」というものがあります。

ちょっとこれについて説明しておきましょう。

まず大きな違いは、認知療法では、物事をいきなり「ポジティブ」な考え方にもっていくのではなく、「ニュートラル」な立場に立って考えることを重視している点です。つまり、バイアスのかかった考え方から、バイアスを取り除くことによって、より客観的な見方のできるニュートラルな状態に考え方を持っていくのです。その上で「ニュートラル」なまま置いておいたり、「ポジティブ」な考え方へと変換していったりするのです。

ここにコップ半分ほどの水があるとします。それを「まだ半分もある」と考える習慣がポジティブシンキングです。しかし、認知療法では必ずしもポジティブシンキングだけをするのではありません。とりあえず「半分ある」とし、マイナスに捉えれば「もう半分しかない」し、プラスに捉えれば「まだ半分もある」となります。

どちらがあなたにとってお得でしょう？　使ってしまった半分は単なる浪費だったかもしれません。そのときは「もう半分しかない」と自分を戒めて、大切に使うのが自分にとって得かもしれません。それはそれでＯＫなのです。

さらに、いくら「ポジティブシンキングが大切」と言われても、「大切なのは百も承知だけれど、それができないから苦労しているんじゃない」という声もよく耳にします。

それも無理のない話だと思います。なぜなら、「悪い方に考えるクセ」がついてしまっているのに、そのクセを直さないままでポジティブ発想をしようとしても、簡単にはできないからです。

だから、物事をポジティブに捉えるようにするためには、まず自分の「こころのクセ」を見極めるところからスタートしなければならないのです。

その点、認知療法は、たとえるなら自分の物事の考え方をリフォームするようなもの。自分のバイアスのかかったものの見方の表面をすべてはがし、骨格を見極め、理想とする設計図を振り返りながら、考え方やそれに伴う行動をひとつひとつ貼りつけて、頭の中により柔軟な家を建てていくのです。

そして、自分の**「こころのリフォーム」**が済むころには、ポジティブな考え方が身につくようになります。リフォーム後の住まいに「すこやかさん」が住んでくれるようになるというわけです。

つまり、認知療法は単なる「ポジティブシンキング」ではなく、問題点をあらゆる観点から考えて解決へと導いていく**「問題解決思考」**なのです。

そういったところが、この両者の大きな違いと言えるでしょう。

ところで、こうしたトレーニングによって考え方がマイナス思考からプラス思考に変わってくると、脳にも大きな変化がもたらされます。

たとえば、「失敗したらどうしよう…」「評価を落としたらどうしよう…」といったマイナスの思考に捉われているとき、脳はマイナスの回路でものを考えています。そして、いつものようにその回路を使っていると、マイナスの回路で物事を考えるのが習慣になってしまうのです。つまり、これが「へこたれ思考」。

しかし、認知療法をはじめとしたトレーニングによって前向きの考え方ができるようになってくると、次第に脳を巡る情報がプラスの回路を経由するようになってきます。そして、そのプラスの回路が鍛えられてくると、いつもその回路を通して物事を考えられるようになり、自然にプラス思考ができるようになってくるのです。

つまり、「へこたれ思考」から「すこやか思考」への転換は、言ってみれば物事をプラスに考えられる脳の回路づくり。**「脳回路のリフォーム」**のようなものなのです。

8

「うまくいく自分」はこうしてなれる！

これまで見てきたように、頭の中から「へこたれ君」を一掃すると、何事も前向きに捉え、考えることができるようになります。

でも、あなたにもたらされる恩恵はそれだけではありません。

運が開けてきて、何事も**「うまくいく自分」**に変身することができるのです。

いったい、どういうことかって？

世の中には何をやってもうまくいく人もいれば、いつもソンしてばかりいる人もいます。きっとあなたも、「自分だって一生懸命がんばっているのに、なぜ、あの人ばかりうまくいくの？」という思いに捉われたことがあることでしょう。「なんでいつも自分はこう運が悪いんだろう」とつぶやいたこともあるかもしれません。

ところで、この「差」はどこから生まれると思いますか？

そう、これは「へこたれ思考」をしているか、「すこやか思考」をしているかの違いなのです。

また、別の言い方をすれば**「自己効力感」**の差と言っていいでしょう。

自己効力感（セルフエフェカシー）とは、簡単に言えば「自分はきっとできる」という有能感のこと。

自分は役に立つ人間で、自分が行動を起こせば必ずいい結果が出るという無意識の感覚です。このタイプの人は、いつも**「I'm OK!」**という自己肯定感があり、たとえピンチの状況でも自分を信じて行動し、いつの間にか事態がうまくいくように仕向けていきます。つまり**上昇スパイラル**に乗れる人です。

一方、自己否定的で自己効力感を持てないタイプの人は、「どうせ自分はダメだ」という**「I'm not OK」**の考え方が根底にあり、せっかく物事がうまく運んでいても、あと少しというところで失敗してしまったり、自ら運を手放してしまったりします。こちらは**下降スパイラル**に乗って落ちていく人です。

みなさん、もうおわかりですね。

そうです。頭が「へこたれ思考」から「すこやか思考」に切り替われば、「自分はきっとうまくいく」という自己効力感を身につけ、**上昇スパイラル**に乗れるようになるのです。

9 チャンスが舞い込む「幸運のサイクル」

「すこやか思考」になると、どうして物事がうまく運ぶようになるのか？――

これについて、もう少し説明しておきましょう。

マイナス思考を招いているのは考え方の悪いクセ。そのクセを直してプラス思考に変わると、まず「気持ち」が変わります。

それまで、何かにつけてクヨクヨしていたり、あきらめてしまったり、後悔したりしていたあなたの気持ちも、「なんだ、こう考えればよかったんだ」という「こころの習慣」が見つかると明るくなります。たちこめていた霧が晴れるように視界が開け、それまでの風景が違って見えるくらいスッキリするはずです。

そして、「気持ち」が変わると**「行動」**が変わります。

常に前向きのベクトルでものを考えているために、何事にも積極的になり、目標に向かっていく情熱や新しいことにチャレンジしようという意欲が高まります。その気持ちがあなたの仕事ぶりなどの行動に現れてくるのです。

たとえば、元気のいいあいさつ、キビキビした行動、さわやかな笑顔、積極的に手をあげること、嫌なことにはきっぱり「ＮＯ」と言うこと…最初は小さなことかもしれませんが、自分がいままで「できなかったこと」や「やらなかったこと」が「できる」ようになるのです。

さらに、「行動」が変わると、その人を見る**「周囲の目」**が変わります。

何事にも前向きなあなたのことを周囲の人は放っておきません。きっと何人もの協力者が現れ、いろんなところから新しい仕事や自分にとってのチャンスが舞い込むようになってくるはずです。

そんな成功体験をひとつひとつ積み重ねていけば、次第に自信がついていって「自己効力感」が生まれてきます。

「自分はきっとできる」「自分は必ずうまくいく」という自己効力感を持っていると、自分で意識しなくとも、おのずと運が招き寄せられてくるもの。そして実際に、自分の周りの物事が「いい方へ、いい方へ」とうまく展開し始めるようになるのです。

つまり、これが「すこやか思考」によってもたらされる、**幸運のサイクル**。「いつもソンばかりしている人」から「なぜか運のいい人」に変身する方程式です。

考え方が変われば気持ちが変わり、気持ちが変われば行動が変わります。そして、その行動があなたの評価を変え、その自信があなたの運を開いていくのです。

運は自分でつかむものです。

あなたの中の「へこたれ思考」を退治すれば、運命は必ず変わります。

ちょっとした考え方のクセの違いが、その人を変え、その人の人生を変えるのです。

ぜひあなたも、頭の中の「へこたれ君」を一掃して、「すこやかさん」を大きく育ててみてください。

そして、あなた自身の運命を自分の手で切り開いてみてください。

第2章

自分の気持ちが素直に言える
スイッチレッスン1

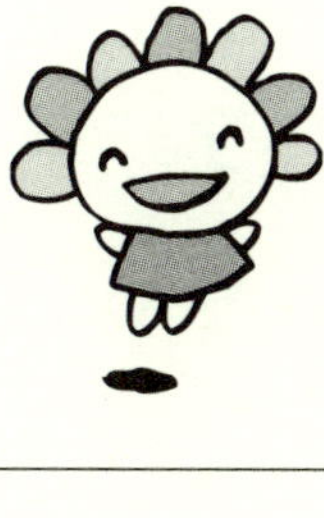

いつもガンバッテいる
“おしんちゃん”
スイッチレッスン1で
こころをほぐしましょう

自分のこころを旅してみよう

第1章では「へこたれ思考」を脱出するには、考え方のクセを直すことがいかに大切であるかを説明してきました。

でも、「考え方を変えるといっても何をすればいいのか、今ひとつまだピンとこない」という人も、多いのではないでしょうか？

では、第2章からは、具体的な例を追いながら、考え方のクセを直すにはどうすればいいのかを見ていくことにしましょう。

前にも述べたように、「へこたれ君」は誰のこころにもいます。いつも顔をのぞかせて、隙さえあれば頭の中を占拠してしまおうともくろんでいます。

ここに取り上げた例は、いずれも「へこたれ君」に頭を占拠されやすい人の考え方の典型的パターンをピックアップしたものです。

それぞれの例を読んでいただければ、「あ、自分もときどきこういう考え方をしているな」とか、「この考え方はあの人と一緒だ」というものが必ず見つかるはずです。

そして、もし「この考え方の悪いクセは、自分と一緒だな」という例が見つかったら、そこで読み流さずに、「自分のこころの問題」として、じっくり一緒に振り返ってみてください。

考え方のクセを直すには、まず、その考え方を「自分の欠点」として自覚しなければなりません。

さらに、欠点を認めたら、それがこころの中のどの辺りのひずみから湧き起こってきたことなのか、その理由を探しに行かねばなりません。

自分の考え方に悪いクセがついてしまったのは、いったいいつからなのか、何から逃げているのか、何が欲しいのか、何を探しているのか――そういったこころの声に耳を傾ければ、一歩一歩、こころの奥へ分け入っていくことができるはずです。

そっと目を閉じ、こころ静かにして頭の中を探していけば、「自分の考え方のクセがついた理由」を解く鍵は、きっと見つかります。そして、その鍵は、きっと「すこやか思考」への扉を開けてくれることでしょう。

これは、あなたの「探しもの」を見つけるためのこころの旅です。

ぜひ、それぞれの例を読みながら、自分のこころを自由気ままに旅してみてください。また、旅をしながら、「へこたれ思考」を「すこやか思考」に変えるヒント、自分を変えるヒントを探してみてください。

なお、前章でもふれましたが、自分の置かれたストレス状況をできるだけ客観的に捉え、合理的で柔軟な考え方を導きやすくするためには、4つのプロセスがあります。第2章からは、このプロセスにしたがって展開していきます。

このプロセスを念頭に置きながら読むことで、マイナス思考は矯正され、プラス思考が自然と定着していくことでしょう。

あなたの幸運の扉を開く鍵もきっと見つかることでしょう。

不快になったきっかけ

★不快を感じた出来事の状況が、書かれています。

頭に浮かんだマイナスの考え
（へこたれ思考）

★そのとき、頭に浮かんだマイナスの考え方や、非合理的な考え方が書かれています。

客観的な考え方
（まてよ、こう考えてみたらどうだろう）

★その出来事を冷静に見て、「まてよ、こう考えてみたらどうだろう」という別の見方が、書かれています。

自分で導き出したプラスの考え
（すこやか思考）

★「こう考えればよかったんだ」というプラスの考え方が、書かれています。

1

こんなにがんばっているのに、誰も気づいてくれない…

――なぜ、他人の評価が気になるの？

おしんちゃんの考え方

- 「『できない』と言ったら、評価が落ちるかもしれない…」
- 「私がやらなかったら、みんなに迷惑をかけてしまう」
- 「つらくても、私さえガマンすれば丸くおさまる」
- 「こんなにつらいのに、どうして誰もわかってくれないの」

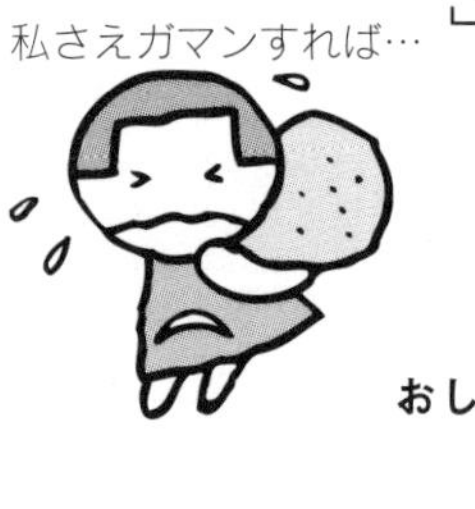

おしんちゃん

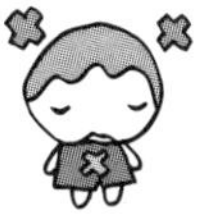

不快になったきっかけ

まじめな仕事ぶりが認められて総務部から営業部に転属になったE美さん。仕事内容はガラリと変わり、慣れないE美さんは毎日残業の連続です。そのうえ、同僚があれやこれやと雑用を頼んできます。E美さんは、嫌々ながらもそれらを「ハイハイ」と引き受け、徹夜も辞さずにがんばっていましたが、ある日、風邪をひいて39度の高熱を出してしまいました。無理して出勤したE美さんの机の上には、未処理の仕事が山積み…。しかし、誰もE美さんの不調に気づいてくれず、それどころか、いつものように雑用を言いつけてきます…。

へこたれ思考

こんなにつらいのに、どうして誰も私が具合の悪いことに気づいてくれないんだろう…でも、自分から「具合が悪いから帰らせてくれ」なんて言ったら、みんなから何て思われるかわからない…。営業部に異動してからこんなにがんばってきたのに、どうしてみんなわかってくれないの…。なんで誰も「もういいよ、よくがんばったね」と言ってくれないの…。

まてよ、こう考えてみればどうだろう

よく考えれば、誰かがストップをかけてくれるのを待っていてもしょうがないわよね。それに、これ以上がんばっていたら、こころも体もどうかなっちゃう…。きっと、自分から「もう、これ以上できません」ってはっきり言えれば、ぜんぶラクになるのよね。

すこやか思考

「これ以上できません」と言っても、みんなから嫌われるわけじゃなし…。体が第一なんだから、勇気を出して「今日は具合が悪いから帰ります」と言おう。それに頼まれる仕事を全部引き受けていたらいつかパンクしちゃう。「NO」と断ることも大切よね。

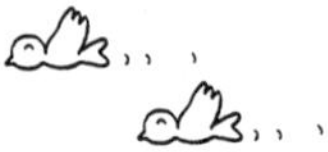

第２章
自分の気持ちが素直に言える
スイッチレッスン１

あなたががんばるのは、いったい誰のため？

あなたは何のためにがんばっているのでしょう？

将来の夢のため？　自分をステップアップさせるため？　ならいいのですが、「他人から認められるため」だけにがんばってしまっていませんか？

人は誰でも他人から認められたいし、その評価を落としたくないものです。でも、その欲求に縛られてしまうと、いつか「他人からどう見られるか？」を必要以上に気にするようになっていってしまいます。それが、他人からの評価を気にするこころのクセ。このクセがついてしまっている人は、自分が「ダメ」の烙印を押されることをとても怖がります。そして、「仕事ができないと思われたくない」「他人から嫌われたくない」といったことのために、がんばりすぎるほどがんばってしまう傾向があります。

なかでも、がんばりすぎてしまうのが、「『ＮＯ』と言えない人」です。この

イヤなことはイヤと言っても
大丈夫

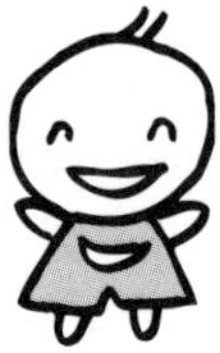

らくらくくん

タイプの人には、「もし、『NO』と断ったら、嫌われたり評価を落としたりしないだろうか？」と考えるこころのクセが無意識のうちについてしまっています。

だから、たとえ自分のキャパシティーの限界をとうに超えていても、「自分にはこれ以上できません」という言葉が言えずに、人から頼まれる仕事を引き受けてしまいます。

本当は誰かが「もう、いいよ」と助け舟を出してくれることを期待しているのですが、まるで「おしん」のようにつらさを耐え忍び、自分ひとりの背中に大きな重い荷物を背負ってしまうのです。

でも、こんなことを続けていたら、いずれ背負った荷物の重さで自分がつぶれてしまいます。この悪循環を抜け出すには、まず何よりも勇気を出して「自分にはできません」と、はっきり言うことです。ひとりの背負える荷物には限界があります。「できない」と言うことは、ちっとも恥ずかしいことではありませんし、それで評価を落とすようなこともありません。

とにかく、その第一歩を踏み出すことが大切。そして、発想法を「これができない」という否定的な考えから**「これならできる」**という肯定的な考えに変えてみましょう。

がんばるのは「他の誰かのため」ではなく、あくまで「自分のため」です。

そう考えると、だんだん他人の尺度ではなく、自分の尺度で物事を判断できるようになってくるはず。そうなれば、人から物事を頼まれたときに「ＮＯ」を言うのもラクになり、ついでに自分の背中もラクになるでしょう。

「できない」ことは、ちっとも恥ずかしくない。勇気を持って「ＮＯ」と言おう。

2

いつも「いい子」でなければならない

――何でも「○○すべき」と考えてしまうあなたへ

ネバネバさん
の考え方

- 「自分の仕事は完璧にやらなければならない」
- 「人に嫌われてはならない」
- 「1分たりとも遅れないようにすべきだ」
- 「母親は強くやさしくあらねばならない」

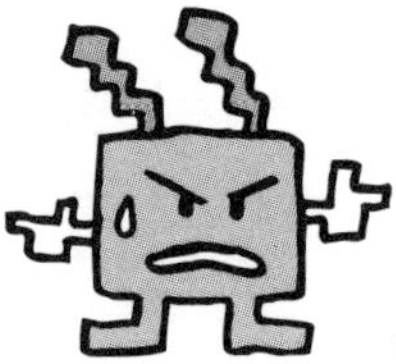

ネバネバさん

不快になったきっかけ

K子さんは2年前に離婚。広告代理店で働きながら、4歳の息子をひとりで育てています。毎朝5時に起きて弁当を作り、子どもを保育園へ送り、出勤したら休むまもなく仕事をこなし、夜、子どもを迎えに行くころにはもうヘトヘト…。そんなある日、仕事でミスをしてイライラしていたK子さんは、料理を食べず、聞き分けのない息子についカーッとなり、息子の頬を叩いてしまいました。日ごろから「母親は絶対に子どもに手をあげてはならない」と思っていたK子さんは大ショック。すっかり落ち込んでしまったのです。

へこたれ思考

ああ、子どもに手をあげるなんてサイテー…私なんて、もう母親失格だ。これまで「これからの女性は仕事と育児を両立しなければならない」と思ってがんばってきたのに…。結局私は「いい母親」にも「いいキャリアウーマン」にもなれないかもしれない。やっぱり私には無理なのだろうか…。

まてよ、こう考えてみればどうだろう

振り返ってみれば、私は子どもの頃からずっと「いい子でなければならない」という考えに縛られてきた気がする。勉強ができるいい娘、仕事ができるいい女、そして、いい妻、いい母…。でも、正直しんどい。私、もう少しラクに生きてもいいのかなあ…。

すこやか思考

何事も「こうでなければならない」と考えるから自分を追いつめちゃうのよね。もう少し自分に対するハードルを下げてみようか。「いい母親でなければ」とがんばるよりも、ちょっといいかげんな母親でいるくらいが、自分もラクだし、子どももラクかもしれない。

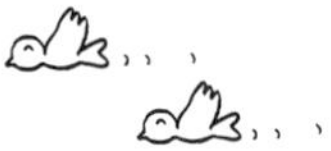

「ねばねば」発想で自分を縛ってはいませんか?

「○○であらねばならない」「○○をやらねばならない」――いつも「ねば」「ねば」で自分をがんじがらめに縛ってしまってはいませんか?

このような考え方を**「should思考」**といいます。何かをするとき、いつも「○○すべきだ」「○○しなければならない」という発想で考えてしまうからです。この考え方のクセを持っている人は、「自分はこうあらねばならない」という気持ちが強いために、自分に必要以上のプレッシャーをかけて追いつめてしまいます。そして、「こうでなければならない…のにできなかった…」となると、大きく落胆してやる気を失ってしまうのです。

こうした「ねばねば」発想に自分でも気づかないうちに捉われてしまっている人はたくさんいます。とくに小さい頃から「いい子にしなければならない」と言われて育ち、その通りに生きてきた優等生タイプの人は、こころの奥底に

フリーな発想
フリフリ気分

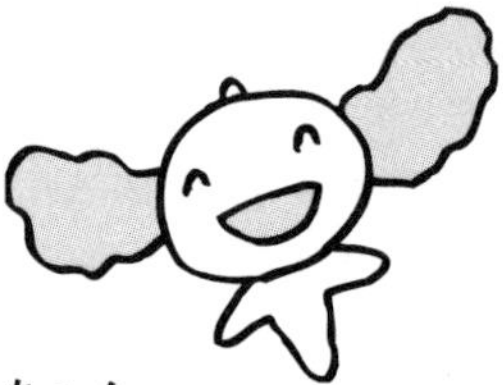

フリフリちゃん

この考えを根強く持っていて、なかなか抜け出ることができません。いつも「がんばらなければいけない」という見えない糸で自分のこころを縛っているために、ラクをしたり休んだりすることに対して〝感じなくてもいい罪悪感〟を抱いてしまいます。だから、ひたすらがんばり続けて、自分に課したハードルを自分でどんどん高くしていってしまうのです。

しかし、そうやってハードルを上げ続けては、やがて現実が理想に追いつかなくなって疲れ果ててしまうでしょう。

何事も「こうでなければならない」と決まっていることなんてありません。物事の「見方」はたくさんあっていいはずです。たとえば、ここに円柱のかたちをした茶筒があるとします。これを真横だけから見ていては長方形にしか見えないでしょうし、上からだけ見ていれば円にしか見えないでしょう。斜めの角度から見てはじめて円柱だと気づくはずです。つまり、いつもとは違う別の角度から眺めてみると、物事の見え方はまったく違ってくるのです。

だから、「ねばねば」発想をしがちな人は、自分のやり方に縛られず、自分をいろんな角度から眺めてみてから、どうするかの答えを出していく姿勢が必要です。自分を縛っている縄をほどいてみたら、もっと筋肉が自由に動くのを実感するはず。フリーな動きの中からもっとラクに生きられる方法が見つかるかもしれません。そして、自由にラクに生きながら、一歩一歩自分の理想に近づいていけば、それでいいのです。

明日は明日の風が吹く。焦らず、慌てず、とにかくラクにいきましょう。

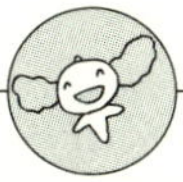

「こうでなければならない」と決まっていることなんかない。
自分を縛っている縄をほどいて自由になってみよう。

3

せっかく面倒を見てあげたのに…

——見返りを気にせず人と接するヒント

ギブテクさんの考え方

- 「あんなによくしてあげたのに…」
- 「こうしてあげれば、あの人もきっと喜ぶだろう」
- 「こんなにやってあげんだから、感謝されて当然よね」
- 「彼女と友達になればトクするかもしれない」

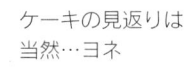

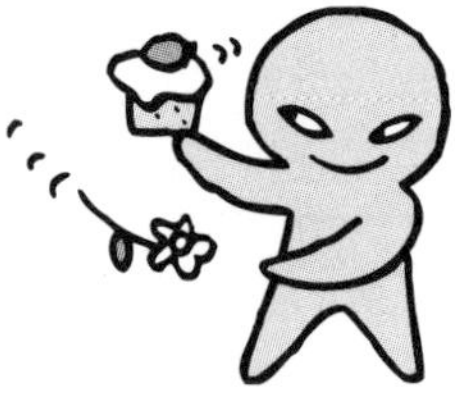

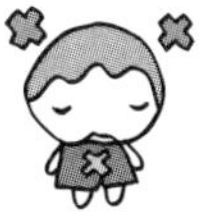

不快になったきっかけ

S美さんは入社6年目のOL。気立てがよく、何事もはっきり言う性格でみんなから慕われています。後輩への面倒見もよく、B子さんが新入社員として入ってきたときにも、仕事を一から教え、何かと目をかけてあげたのでした。ところが、ある日、女子更衣室でB子さんがS美さんに対して「あのお局様、いったい何様のつもり？」と陰口を言っているのを知ることに…。S美さんは自分を信頼してくれていると思っていたB子さんの「裏切り」にショックを受け、すっかり意気消沈してしまいました。

←

へこたれ思考

私があんなによくしてあげたのに、恩を仇で返そうっていうの？　あの恩知らず！　ずっとあの子のためを思って親切にしてあげてきて、あの子だけは私のことを尊敬してくれていると思っていたのに…。すごくソンをした気分だわ。あ～あ、こんなことになるのなら、あんなに面倒を見てあげるんじゃなかった。

←

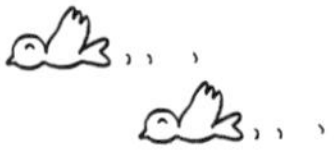

まてよ、こう考えてみればどうだろう

B子の立場になって冷静に考えてみれば、私が「あの子のために」と思ってやってきたことも、B子にとっては押しつけがましかったのかな…。親切の押し売りってやつか…。それにしても、私はあの子にいったい何を期待していたんだろう…。

すこやか思考

私はB子に対して親切にすることで、B子やみんなから認められたかったのかも…。だからソンをした気分になるのよ。人間関係を損得勘定で考えちゃダメよね。これからは見返りを気にせず人と接することを勉強しなくちゃ。

そして「押しつけがましい女」を卒業しよう。

あなたも知らないうちに「押し売り」をしてる？

よく、頼みもしないのに世話をやいてくれて、あとになって「あのときあんなに面倒を見てあげたのに…」という感情をぶつけてくる人がいます。このようなタイプの人には、自分の行動に見返りを期待する「こころのクセ」がついています。「自分はいいことをしている。だから自分は報われるべきだ」という考え方を強く持っているのです。

でも、自分が「よかれと思って」やっていることが、必ず相手にとってうれしいこととは限りません。なかには、よけいなおせっかいであったり、ありがた迷惑であったりすることもあります。このタイプの人は、そうしたこころの距離感がつかめずに、往々にして他人に親切や手助けを押し売りしてしまいます。そして、売ったものに対する評価や見返りが自分に返ってこないと、「せっかくよくしてあげたのに…」と落ち込んだり、怒ったりするのです。

お世話ができて
大満足！

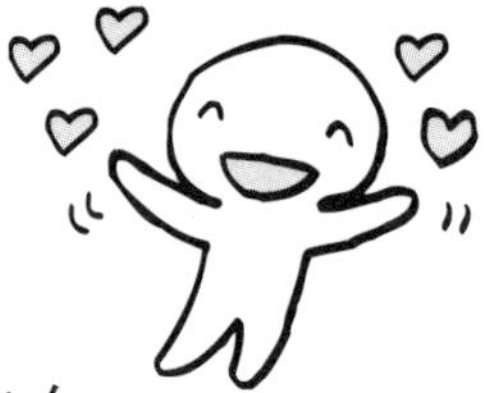

ギブギブちゃん

このように評価や見返りを期待するのは、結局は自分に自信がないからです。こうした人たちのこころの底には、「他人に何かしてあげないと、自分はどうでもいい存在になってしまうのではないか」「よくしてあげないと、みんなから無視されたり嫌われたりするのではないか」という不安があります。そして、人の世話をしてあげることによって、その不安感を打ち消し、みんなから認められようとしているのです。

しかし、そうやって他人からの評価や賞賛を期待しても、しょせん他人は他人。自分とは価値観が違います。期待通りの評価が得られなくても当然です。それに、「もっと認められたいから」と自分の都合でやったことに対して見返りを期待するのは、あまりに虫がよすぎるのではないでしょうか？

ですから、このタイプの人は、まず他人に期待するのをやめましょう。そして、「ギブアンドテイク」の考え方から**「ギブアンドギブ」**の考え方に発想を転換していくことが必要でしょう。たとえ、人に何かしてあげても、「これは自分が好きでやっていることなんだからお礼なんていらない」という姿勢をつらぬくのです。

そのような、「見返りを期待することなく、自分から進んで人のためになることをする」という考え方は、ボランティアの精神につながります。つまり社会貢献です。その発想の転換ができれば、あなたを見る周囲の目もきっと変わってくることでしょう。

それに、よく言われるではありませんか。**「情けは人のためならず」**。他人にかけた情けは、いずれ回り回って自分に戻ってくるのです。

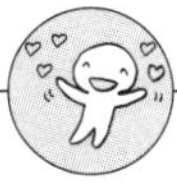

他人に過度に期待をするのはやめよう。
情けは人のためならず。

4

私が全部やらなくちゃ…

——他人に任せることができない理由

カンペキマンの考え方

● 「人のことはどうでも、自分の持ち分だけは完璧にしておかなくちゃ…」

● 「自分の仕事は自分だけでやる。他人には口や手を出されたくない」

● 「ああ、もう…。彼女はどうしてこんな簡単なことができないの」

● 「あの人が失敗したら、自分の責任が問われるかもしれない」

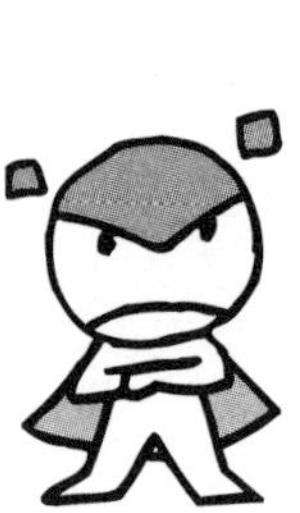

完璧こそが最高です

カンペキマン

不快になったきっかけ

N子さんは、この春、きめ細かい仕事が認められて秘書課長に昇進しました。しかし、いざ部下を持つ立場になってみると、部下の仕事ぶりの雑さが目についてしかたがありません。毎日「何度言ったらわかるの」「ああ、もういいから…。これは私がやっておくわ」と小言を言いながらイライラしっぱなしです。ある日、部下のイージーミスにキレたN子さんは、とうとう「あなたになんか秘書の資格ないわ！」と叱責、その部下を泣かせてしまいました。以来、秘書課にはいつも気まずい空気が流れるように…。

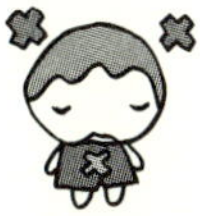

へこたれ思考

私が悪いんじゃないわ。みんなが仕事ができないからダメなのよ。第一、彼女たちに任せておいて、もし大事故が起こったらどうするの？　ミスはみんな私の責任になるんだから…。それにしても、みんなどうして私と同じようにできないのだろう…。こう毎日毎日イライラさせられちゃあ、たまったものじゃないわ。

まてよ、こう考えてみればどうだろう

今の自分、なんだか嫌な女だな…。いつもピリピリ張りつめちゃって…。毎日一生懸命やっているだけなのに、どうしてこんなになっちゃったんだろう…。ひょっとして、部下のミスによって自分の評価が下がるのを怖がっているのかなあ…。

すこやか思考

結局、私はみんなに完璧を求めることで、自分の立場を守りたかっただけなのかもしれない。考えてみれば身勝手な話よね。これじゃあ、これからも部下は私についてこない。自分が人を信用していなくちゃ、人からも信用されなくて当然ね。これからは気をつけよう。

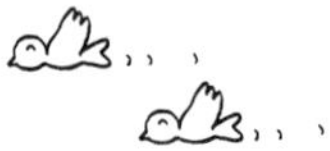

完璧にすることで、そんなに自分を守りたい？

「他の人のことはどうでもいいから、自分のところだけは完璧に仕上げたい」

完璧主義の人には、そういう傾向が強く見られます。

また、完璧主義の人には「自分の力だけでやり遂げたい」という思いが強く、他人からよけいな口出しをされたり、自分の仕事に手を出されたりすることを極端に嫌がります。それはまるで自分の領地に他人が介入できないよう、いつも見えないバリアを張っているようです。

でも、完璧主義の人がそんなバリアを張ってまでして守っているものって、いったい何なのでしょう？

それは、「自分の評価」です。完璧主義の人は、「きちんとやらないと否定される」という不安を常に抱いていて、自分を低く見積もられないように、「完璧にしてさえおけば大丈夫だ」という考えに無意識に逃げ込んでしまっていま

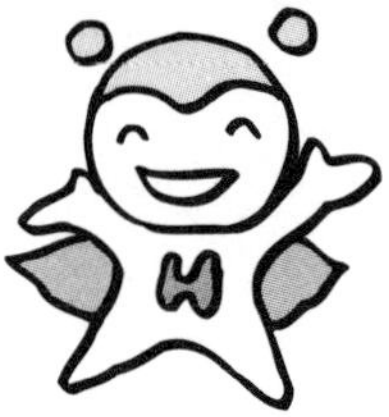

ヘルプマン

す。つまり、「完璧にすることで自分を守ろうとする」こころのクセがついてしまっているのです。

こうしたこころのクセがついてしまっている人は、「人に仕事を任せる」ということが苦手です。「人に任せておいて失敗したら、自分が評価を落としてしまう」という不安があり、それが「全部自分がやらないと、大変なことになってしまう」という考えにつながっているのです。なかには前のページのケースのように、他人とチームを組んで仕事をする際、他人に「自分と同じ完璧さ」を要求してしまい、人間関係がうまくいかなくなる場合もあります。

しかし、人は他人の協力なしでは生きられないもの。何事も人に任せられないままでは、いずれ自分も誰からも助けられなくなり、結果的に孤立してしまいます。

それを避けるためには、まず「自分を守っているバリア」を解除して、「自分が他人の力によって守られていること」に気づかなくてはなりません。世の中には完璧な人なんていません。みな完璧でないからこそ、お互いに助け合って、ヘルプし合って生きているのです。それがわかれば、他人に仕事を任せることにもだんだん抵抗がなくなってくるはずです。

それに、他人に自分と同じ完璧さを求めるなんて時間と労力の無駄。しょせん他人と過去は変えられません。どうしても人を変えたいなら、自分が変わるしかないのです。あなたが考え方のクセを直し、とげとげしいバリアが見えなくなったとき、まわりの人のあなたへの接し方はきっと変わってくることでしょう。**自分が変われば他人も変わるのです。**

**完璧な人なんてどこにもいない。
だから、みんな助け合って生きている。**

第2章のまとめ

●他人からの評価が気になる「こころのクセ」がある人は、がんばりすぎ、仕事の抱えすぎにご用心。「できない」と言うことはちっとも恥ずかしくない。自分のペースを第一にして、頼まれごとに「NO」と断る勇気を持とう。

●何でも「○○すべき」と考えてしまう「こころのクセ」がある人は、自分を追いつめてしまう。物事にはたくさんの見方がある。自分のやり方に縛られず、ラクな方法を探そう。

●見返りを期待してしまう「こころのクセ」がある人は、知らず知らず他人に迷惑をかけている場合がある。人によくしてあげるのは、あくまで自分のためではなく人のため。「ギブアンドテイク」から「ギブアンドギブ」に発想を転換しよう。

●他人に任せることができない「こころのクセ」がある人は、「人に任せていたら、自分が評価を落としてしまう」という完璧主義の発想に縛られている。完璧な人なんてどこにもいない。それに気づいて、助け合って生きることを学ぼう。

第3章

重たいこころがスーッと軽くなる スイッチレッスン2

不安でいっぱいの
“クヨクヨクヨ子さん”
スイッチレッスン2で
ラク～なこころになれるョ

1

悪いことはみんな自分のせいだ

――「私が正しいに決まっている」の落とし穴

ジブンノ星人の考え方

- 「会社が倒産したのは自分のせいだ」
- 「今度の契約がまとまらなかったのは、相手方への自分の印象が悪かったせいだ」
- 「今日部長の機嫌が悪いのは、私の態度が気に入らないせいだ」
- 「今日ジャイアンツが負けたのは、自分の応援が足りなかったせいだ」

←

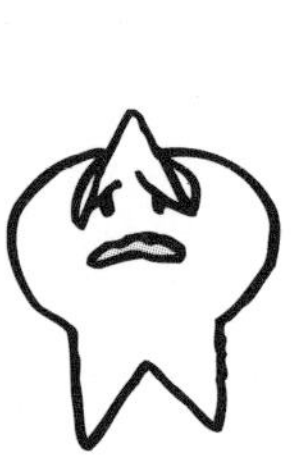

太陽が沈むのも、
みんな私のセイなのよ

ジブンノ星人

不快になったきっかけ

M美さんは子どもたちに人気のある保育士さん。自分の受け持ちの園児の帰り際には、毎日ひとりひとりのほっぺに「チュッ」をすることをつとめにしています。ただ、たまたま忙しくて園児のK君に「チュッ」をできない日がありました。ところがその日の帰途、K君が交通事故に遭い、けがをしてしまったのです。幸い7日間の入院で済むとのことでしたが、M美さんには、その事故が自分が「チュッ」をしなかったせいで起こった気がしてしょうがありません。M美さんは自分を責め、このところすっかり元気をなくしています。

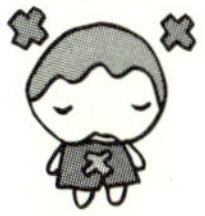

へこたれ思考

やっぱりあの日、私が「チュッ」をしなかったのがいけなかったんだ。K君にとても悪いことをしてしまった…。すぐ治ればいいんだけど、もし後遺症でも残ってしまったらどうしよう…。K君にもご両親にも会わせる顔がないわ。ああ、私はなんて大それたことをしてしまったんだろう。みんな自分が悪いんだ…。

まてよ、こう考えてみればどうだろう

冷静になろう…冷静に。どうして私はこんなに自分を責めているんだろう。どうして自分のせいだと考えてしまうんだろう。事故が起きたのは園の外。自分に責任がないことは、分かりきってるはずじゃないの…。

すこやか思考

どうも私には心配や不安を全部自分の責任にしてしまうようなところがある。でも、K君のことを心配はしていても、責任まで感じる必要はないんだ。それに、起こってしまったことをあれこれ考えるより、これからK君に何をしてあげられるかを考えるほうが大切よね。

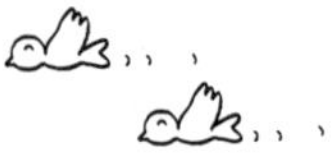

あなたが何かをしなくても地球は回っている

世の中には、物事を何でも自分に結びつけて考えてしまうたちの人がいます。なかには、まったく自分の影響の及ばない出来事であるにもかかわらず、それを「自分のせいだ」と結びつけてしまう人も少なくありません。

たとえば、友人同士の会話で場がしらけたのは自分のせい、テストのヤマがはずれたのは自分の努力が足りないせい、カレが病気になったのも自分のせい、不景気で会社が倒産したのも自分のせい――そんなふうに身の周りの悪い出来事を全部自分のせいにして、感じなくてもいい責任を感じてしまうのです。

これは専門的には**「自己帰因説」**と呼ばれ、何でも自分に関係づけて考えるこころのクセ。責任感の強いまじめな人に多く、いったん「自分のせいだ」と思い込んでしまうと、その考えに捉われてしまう点が特徴です。

しかし、ただでさえストレスの多い世の中なのに、自分と関係のないことに

人生は
どうにかなるように
できている

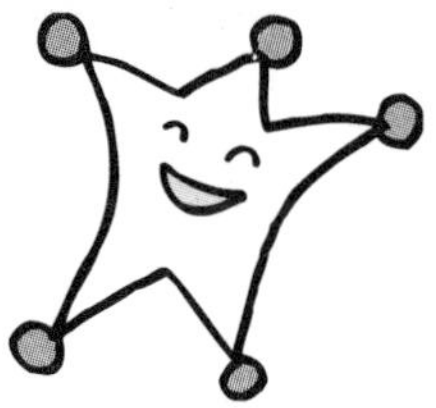

ナルヨウマン

まで自責の念を感じていては身が持ちません。この考え方のクセを直さずにいると、うつなどの病気に発展することもあるので、早い段階で修正をする必要があります。

まずは、この世には、自分がコミットメントをして変わるものと変わらないものがあるということをしっかり認識して、頭の中にその区分をつけることです。それでも「自分のせいだ」という考えがふりほどけないようなら、試しに何もせずにじーっと世の中の様子を眺めてみるのもいいでしょう。

そう。あなたが何をしなくても会社はいつも通り機能してますし、世の中もいつも通り動いています。あなたが何かをしなくても地球は回っているのです。だから、すべてを自分に結びつけて考えるなんて、結局はエネルギーの浪費。あるがまま、なすがままにしていれば、たいていのことは「なるようになる」ものなのです。そして、「なるようになる」という大きな川の流れにこころを任せてみると、自然にこころの力が抜けて、意外といいところにたどり着いていたりするもの。それが無理のない等身大のあなたの姿なのかもしれません。

ある神学者の言葉に次のようなものがあります。

「変えられるものを変える勇気と、変えられないものを受け入れる冷静さ、そのふたつを見極められる英知を私に与えよ」

何かと「自己責任」が問われる時代、ぜひ、こころの奥にしまっておきたい言葉です。

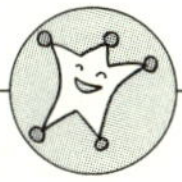

あるがまま、なすがままにしていれば、たいていのことは「なるようになる」

2

あなたのせいでこうなったのよ

——自分がいつも正しいと思っていませんか?

セイロンちゃんの考え方

● 「私が正しいと決まっているのに、どうしてみんなそれが分からないのだろう」

● 「自分のせいじゃない。あなたのせいでこうなったのよ」

● 「私の仕事に意見するなんて、ゼッタイに許せない」

● 「私の言うとおりにしていれば、こんなことにはならなかったのに…」

←

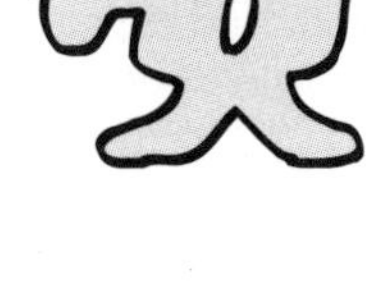

セイロンちゃん

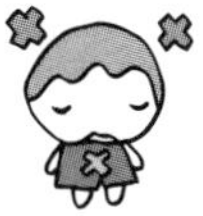

不快になったきっかけ

E美さんは、離婚後、出版社で働きながらひとりで子どもを育てています。その息子ももう小学校2年生。ところが、その息子が学校でいじめにあったことが発覚したのです。「気のやさしいうちの子に問題があるはずがない。悪いのは一方的に相手のほうだ」と思ったE美さんは、すぐさま学校に抗議。いじめた子どもとクラスの担任の責任を追及したのです。担任が訳を話してもE美さんは聞く耳を持ちません。子どものこころに与える心理的影響の話を持ち出して、「どう責任をとってくれるんですか」と詰め寄ります。

へこたれ思考

うちの子は悪くない。学校のせいでこうなったんだ。それなのにこの担任ったら、言い訳しようっていうの？　そもそもあなたのせいでこうなったのよ。うちの子は気のやさしい明るい子なのに、これでこころに傷がついて歪んでしまったら、いったいどうしてくれるのよ。もう、今日はとことん言ってやるわ。

まてよ、こう考えてみればどうだろう

まず落ち着こう。落ち着いてよく考えよう。自分や自分の子どもが何かされたというと、すぐカーッとなっちゃって…。私はどうも被害者意識が強くてダメね。考えてみれば、息子にろくに話も聞かないまま怒鳴り込んだってしょうがないじゃない。

すこやか思考

原因はいったい何なんだろう。たしかにうちの子は気がやさしくておとなしいけど、うちの子には問題はなかったのかしら…。ともかく、いじめた相手には相手、学校には学校の言い分がある。それをちゃんと聞いてから、対策を考えよう。

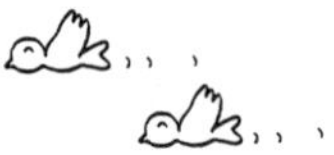

自分の狭い世界の中で「正論」をふりかざしていない？

「自分の判断が正しいのに、なぜみんなわからないのだろう」――みなさん、そんな思いに捉われることはありませんか？

たしかに、あなたは正しいかもしれません。でも、どうしてそれが間違っていないことがわかるのですか？　見る角度や位置を変えれば、どんな正論にも別な見方や考え方があるもの。人それぞれ、いろんな立場での意見があるはずではありませんか。ひょっとして、自分の狭い世界の中だけで「正論」をふりかざしていませんか？　そして、それが広い世間に通用するものなのだと錯覚していませんか？

何でも自分がいちばん正しいと考えるこころのクセがついている人には、このような「井の中の蛙」の状態で正論をぶっているつもりになっているケースが少なくありません。このタイプの人は、多くが「自分には本当は実力がある

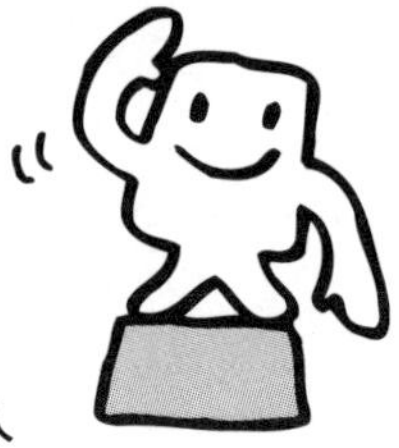

キャッカン星人

のに、みんな認めてくれない」という欲求不満を抱いています。そして、狭い井戸の中だけで力を誇示しようとしているのです。

また、こうした人に特徴的なのが、自分のことは棚にあげて他人を非難したり、責任を人に転嫁したりする態度です。「自分が正しい」「自分が間違っているはずがない」という思い込みが強いために、悪い結果や出来事を「人のせい」にするのです。被害者意識も強く、自分の意見を否定されたり面目をつぶされたりすると、衝動的怒りに走ることもあります。

このこころのクセを直すには、ともかくまず自分の狭いカラを出て**「世界の広さ」**を思い知ることです。たとえば、健康な人が街で車椅子の生活を体験すると、その不便さはもとより、日ごろ見慣れた街を見る視点がガラリと変わり、それまでの世界観が変わるといいます。そのように自分の**「立ち位置」**が変われば、物事はまったく違って見えてくるものなのです。

ですから、何でも自分が正しいと思い込んでいる人は、とにかく自分の「立ち位置」を変え、相手の立場に立って物事を考えるクセをつけるべき。そうすれば、自分がいかにいままで狭い世界の中だけで勝負していたかが、だんだんわかるようになるでしょう。

当たり前ですが、世界は広く、決して自分を中心にして回っているわけではありません。ただ、きちんとそれを把握しているかどうかで、自分に対する**客観的検討能力**は天と地ほどに変わってきます。ぜひ勇気を持ってそれを認め、広い世界とわたり合いましょう。

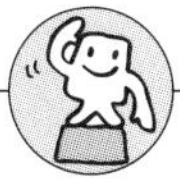

「自分だけが正しい」なんて単なる思い込み。自分の「立ち位置」が変われば、世界は180度変わる。

3

あのとき、こうしていればよかったのに…

——悲観的な考えに捉われない方法

クヨクヨクヨ子の考え方

- 「もしまた失敗したらどうしよう…」
- 「どうしてあんなことを言ってしまったんだろう」
- 「結局、私は何もできない無能な人間だ」
- 「自分はこの世で最も不幸な人間だ」

←

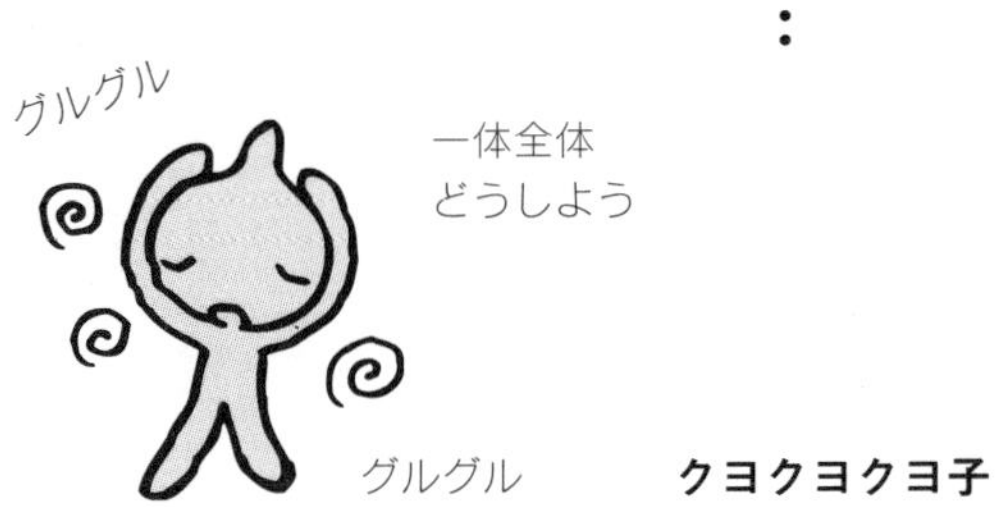
グルグル
一体全体
どうしよう
グルグル
クヨクヨクヨ子

不快になったきっかけ

就職活動中のS美さんは極度のあがり症。とくに人前で話すのが苦手で、これまでもスピーチがありそうな席はなるべく避けてきたのでした。ところが会社に就職するためにどうしても避けられないのが面接です。第一志望の最終選考。その面接でS美さんは真っ赤になって、ろくに試験官の質問に答えられず、あまりの緊張から最後には泣き出してしまったのでした。この大失態のせいで、当然結果は不採用。S美さんはすっかり自信をなくしてしまい、部屋にこもってふさぎ込んでしまいました。

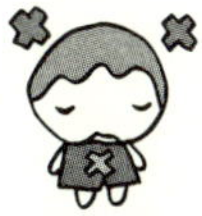

へこたれ思考

ああ、どうしてあんな失敗をしてしまったんだろう。あがりさえしないで受け答えをしていれば受かったかもしれないのに…。第二志望、第三志望はまだ残っているけど、また面接で失敗するかもしれないし、もう就職なんてできないかもしれない…。結局私に能力がないってことなんだ。ああ…私はなんてダメな人間なんだろう。

まてよ、こう考えてみればどうだろう

たしかにあの面接は大失態だったけど、終わったことを今さらクヨクヨしたってはじまらないわよね。私っていつも落ち込むときはどんどん落ち込んでいっちゃうたちだから、なんとか今のうちにこの悪い流れを断ち切らなきゃ…。でも、どうすれば…。

すこやか思考

まだ第二志望も第三志望も残っているんだ。だからとにかく、目の前の就職試験のことに集中することにしよう。あれこれ先のことを考えているとまた不安がふくらんできちゃうから、嫌な考えはシャットダウンして、今を一生懸命生きよう。とにかく集中、集中！

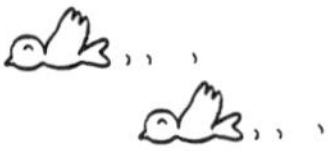

不安をふくらませない「こころの技術」って？

誰だって落ち込むことはあるものです。しかし、その落ち込みを引きずるか引きずらないかは、その人により大きく違います。問題なのは、嫌な出来事や失敗をきっかけにして、不安をどんどんふくらませてしまう人。このタイプの人には、悲観的な考えに捉われてしまいやすいこころのクセがついています。

このクセの持ち主は、過去に起こった出来事を理性的に吟味しているつもりで、どんどん深みにハマっていってしまうのが大きな特徴です。「ああすればよかった」「こうすればよかった」と後悔しているうちに、マイナス思考の迷路に入り込んでしまうのです。そして、自分で自分を追い込むうちに「また失敗したらどうしよう」という不安から逃れられなくなり、やがて「結局自分は無能な人間だ」と自分を非難するようになってしまいます。

最近、うつ病やパニック障害が増えていますが、これらの病気に悩んでいる

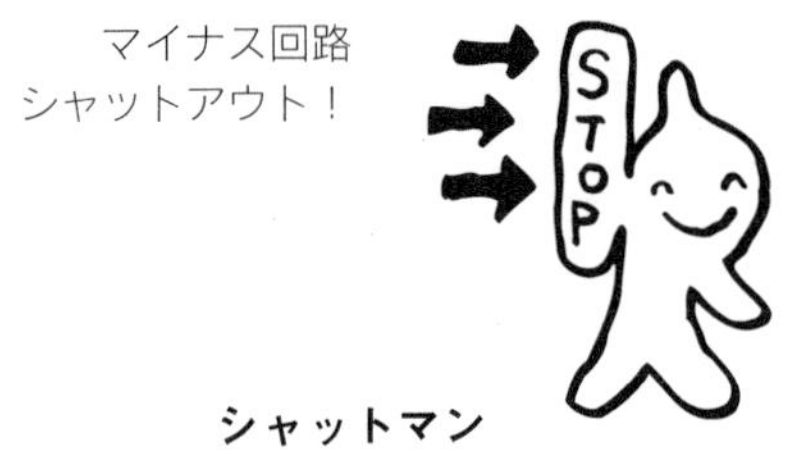

多くの人が、こうした「悲観的な考えに捉われやすいこころのクセ」を持っています。

では、この悪循環にハマらないためには、どうすればいいのでしょう？　対策としておすすめなのは、とにかく目の前の仕事や目標に集中するということです。スポーツ選手なども実践していることですが、練習や仕事への集中は、勝敗や成否などの不安をかき消してくれます。不安というものは結果を考えるから大きくなるもの。だからこの際、結果のことは忘れて目の前の練習や仕事に集中しようじゃないかという発想です。

女子レスリングの浜口京子選手は、アテネオリンピックで金メダル確実と言われながら、準決勝でよもやの敗退。信じられない出来事に頭の中はパニック状態に陥りました。しかし、母親の「まだ三位決定戦がある」の言葉に励まされ、気持ちを切り替え、次の試合に集中し、見事銅メダルを獲得。彼女の言葉を借りれば**「金メダル以上の経験をした」**と、究極のプラス思考に転換できたのです。

このように、このタイプの人は、不安をふくらませないための自分なりの切り替えスイッチをこころの中に持つことが肝心。そして、考えがマイナスに傾きそうだなと感じたら、そのスイッチを回してマイナス回路を遮断すればいいのです。「いつでも遮断できる」という自信がつけば、もう安心。きっと悲観的な考えに振り回されることもなくなるでしょう。

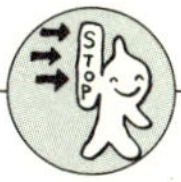

先の不安よりも目の前のこと。
こころの中にマイナス思考を遮断するスイッチを持とう。

4

これからもきっと失敗するだろう

――ひとつダメだと全部ダメなの？

メゲメゲさんの考え方

●「こんな簡単なこともできないようでは、
　自分はこの仕事に向いていないんだ」

●「練習で失敗してしまった…。
　本番でもどうせ失敗するだろう」

●「コーヒーをこぼしてしまった。
　これは今日仕事がうまくいかない前兆かもしれない…」

●「お局様ににらまれた…私のことが気に入らないのかしら…
　そういえばこの前も…」

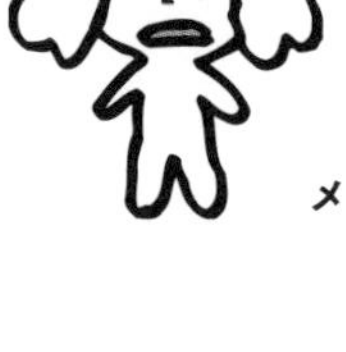
あれもダメだし、
これもきっとダメだわ…
メゲメゲさん

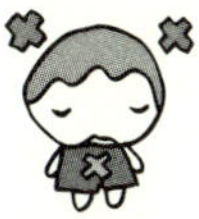

不快になったきっかけ

M子さんは入社5年目のＯＬ。入社以来はじめて自分の企画した商品をプロデュースすることになり、その日は大切な最初のプレゼンでした。ところがそのプレゼンでM子さんは緊張でしどろもどろになってしまい、説明したいことの半分も言えずに終わったのです。そして、それがいけなかったのか、M子さんの企画した商品は営業サイドの反対にあい、直前で販売中止に…。まさに泣きっ面にハチの状況です。M子さんはすっかり自信を失い、最近は仕事への意欲も失せてきてしまいました…。

へこたれ思考

自分のはじめての企画商品だというのにこんなことになるなんて…。やっぱりあのプレゼンが響いたんだわ。だいたい私はいつもここぞという大切なときに限って失敗ばかりする。これからもどうせ失敗するんだろうな。もう自分の企画なんて通らないかもしれない…。あ～あ、なんか仕事をする気がなくなってきちゃった…。

まてよ、こう考えてみればどうだろう

冷静になって考えてみれば、そうそう最初からうまくいくはずないわよね。私は何に対してもちょっとケチがつくとすぐメゲてみんな嫌になっちゃうようなところがある。今回もその悪いクセが出てるな…。ダメダメ、むしろ今回の失敗から学んでいかなくちゃ…。

すこやか思考

誰にでも失敗はある。それに、この失敗は私にとって試練なのかもしれない。この経験があとで生きるときだってきっとある。これに懲りずにどんどん企画を出そう。プレゼンもちゃんとできるように練習しよう。ダメもとでもトライすることのほうが大切よね。

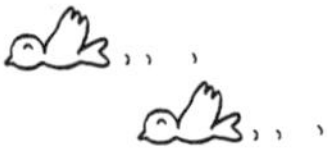

ひとつダメだったら全部ダメ？

小さなミスをしただけで、「この仕事は自分に向かない」と嫌になってしまう人。

ほんのちょっと注意されただけで、全人格を否定されたような受け取り方をする人。

ちょっとでもケチをつけられると、すべてが嫌になってしまう人。

そんなタイプの人、あなたの周りにいませんか？　あるいは、あなたにも覚えがありませんか？　このように「ひとつダメだったら全部ダメ」という考え方をする人には、悪い出来事を過度に一般化してしまうこころのクセがついています。

このタイプの人は、普通であればどうということのないミスや失敗、自分に対する注意などを**拡大解釈**して、まるですべてを否定されたかのような捉え方

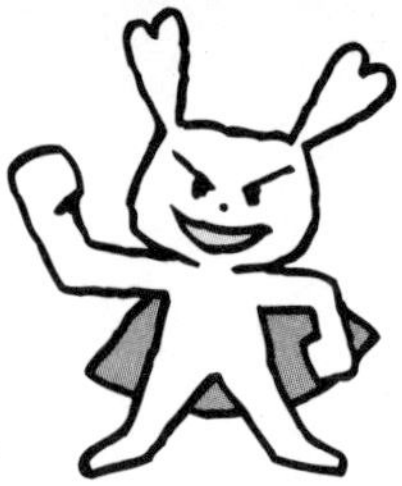

トライマン

をしてしまうのです。完璧主義の人に多く、その背後には「自分のやることが完全でないなら、やっても無駄だ」という発想が隠れています。だから、少しでも自分の意に沿わないと、すべてをあきらめて投げ出してしまうのです。

実は脳というのはいくつものパーツに分かれていて、それぞれ異なった働きをします。もちろん連動もしていますが、ひとつがうまくいかなくても他のパーツはしっかり働くように調整されたり、あるいは働きが悪いパーツをカバーしたりするのです。

こころも同じ。能力はひとつではありません。言語的知性、論理数学的知性、音楽的知性などと、いくつも並列して存在します。これを**「こころの多重性」**と呼んでいます。そして、これらは、それぞれがある程度独立したかたちで機能できるようになっていて、いずれもが段階的にレベルが上がっていくものなのです。つまり、ひとつはダメでも「他がある」。今はダメでも、積み重ねていけば「レベルは上がる」のです。

だから、ひとつが失敗しても大丈夫。あなたのやったことは、脳の中の膨大な能力の中のほんの一部。一四〇億ある脳細胞のいくつかがうまく作動しなかっただけ。そう考えれば「すべてがダメ」なんて発想はしなくなります。

失敗や批判を恐れて何事にも挑戦するのを避けていては、まだ作動していないあなたの他の**脳細胞＝能力**が〝もったいない〟。だから、何でもトライしてみましょう。それによって、いままで潜んでいた自分でも知らなかった能力が目覚めるかもしれません。

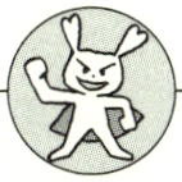

ちょっとくらい失敗しても大丈夫。積極的にトライして、自分でも気がつかない能力を発掘しよう。

第3章のまとめ

- 自分に関係のないことにまで責任を感じてしまう「こころのクセ」がある人は、何でも「自分のせい」にして、ストレスを過剰にため込んでしまう危険がある。あるがまま、なすがままに、自分を大きな自然の流れにゆだねてみよう。
- 何でも自分がいちばん正しいと考える「こころのクセ」がある人は、「井の中の蛙」の状態で正論をぶっているつもりになっている。自分の「立ち位置」を変えて広い世界を見てみよう。
- 悲観的な考えに捉われてしまう「こころのクセ」がある人は、先のことをあれこれ考えるよりも目の前のことに集中すること。こころの中にマイナス思考を遮断するためのスイッチを持とう。
- 悪い出来事を過度に一般化して考える「こころのクセ」がある人は、自分の能力が否定されるのを恐れている。こころには多重性があるから、たとえ失敗しても大丈夫。自分でも気がつかない能力を見つけるためにも何でもトライしてみよう。

第4章

人間関係がスムースになるスイッチレッスン3

周りの顔色が気になる
“しじマチ子さん”
スイッチレッスン3で
モヤモヤハートを
吹き飛ばそう

1

なんで私ばっかりこんな目に遭うの？

——色眼鏡で世間を見ているあなたへ

イロメガネさんの考え方

- 「みんなどうせ私のことをバカにしているんだ」
- 「それって、ひょっとして私へのあてつけ？」
- 「あの人もしょせんは○○にすぎない」
- 「みんないい子ぶってるけど、裏で何考えてるかわからないんだ」

←

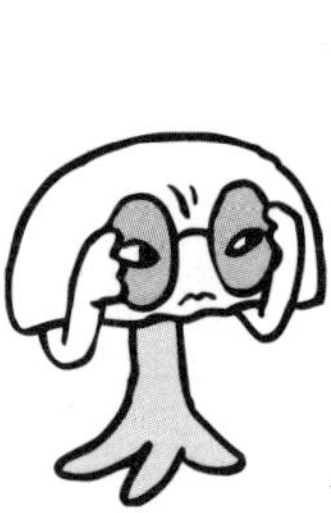

ミカンもトマトに、
パンダもクマに

イロメガネさん

不快になったきっかけ

H美さんは、仕事場ではおとなしく目立たない存在。彼氏もいなければ、親友と呼べる友達もいません。そんなH美さんが、毎日深夜まで没頭するのがインターネット。H美さんはさまざまな掲示板の常連で、書き込みをして見知らぬ相手と意見交換をするのが日課になっているのです。しかし、その書き込みは他人への悪口や誹謗中傷など、否定的な考えをつづった意見ばかり。もちろんそれは悪いことだとわかっています。しかし、どうしても掲示板の相手を口汚く攻撃することをやめられないのです。

←

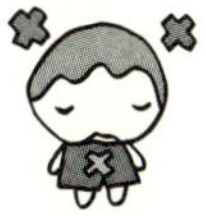

へこたれ思考

どうせ私は目立たない暗い女よ。会社のみんなだってきっと私のことをバカにしているんだ。でも、どうして私ばっかりこんなにみじめな気持ちにならなきゃならないの？　パソコンを前にするとどうしてもこの気持ちが暴走してしまう…。ふん、いい気味！　みんな私と同じみじめな気持ちを味わえばいいんだわ。

←

まてよ、こう考えてみればどうだろう

誰がどう見ても今の私は歪んでいる。こんな私は自分だって嫌だ。でも、相手を否定してやろうという気持ちを抑えることができない…。いったい、何が原因なんだろう？　もともとの性格なのだろうか？　それともコンプレックス？

←

すこやか思考

私は他人をおとしめることで、自尊心を満足させようとしているのかもしれない。それで自分をなぐさめて、自分の劣等感をなんとかごまかそうとしているわけか。でも、それなら自分の劣等感と真正面から向き合えば、何か解決の糸口が見つかるかもしれない…。

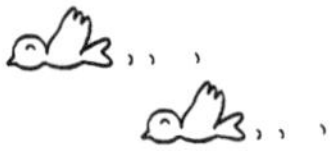

他人を格下げするより、自分を格上げしよう

こちらが好意で話しかけているのに、それを必ず否定的に受け止める人がいます。

「たまには飲みに行こうよ」と誘えば「何も無理して誘ってくれなくてもいいわよ」という顔をし、「おいしい物食べに行こうよ」と言えば「私を太らせたい気？」などと返事をします。こうした人には、何事も否定的に解釈するところのクセがついています。専門的には**「精神的フィルター」**と言い、何でもマイナスに受け取る色眼鏡をかけてしまっているのです。

この色眼鏡をかけていると、世界中がうとましくつまらなく見えてきてしまいます。つまらない世の中だから、自分はいつも楽しくない。そして、自分に比べて幸せそうな人がいると、それが許せない。だから、このタイプの人は、他人に否定的な解釈を加え、他人を格下げすることによって自分とのバランス

色眼鏡、はずして見れば
トマトはトマト

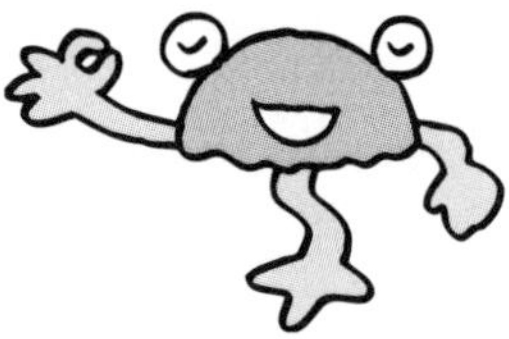

ミズ・肯定

をとろうとしているのです。なかには、ねたみが高じて、他人の足を引っ張ったり、おとしめたりする卑屈な行動をとる場合もあります。

また、このタイプに特徴的なのは、強い不遇感、不幸感があって、「何で私だけがこんな目に…」という思いを抱いている点です。そして、その根っこにあるのは強い劣等感。「他人を格下げする色眼鏡」を無意識のうちにかけているのは、コンプレックスから逃れ、自尊心を保つための防衛手段なのです。

ですから、このタイプの人がその色眼鏡をはずすには、自分の劣等感と真正面から向き合わなければなりません。欠点も長所も含めて「あるがままの自分」を認め、自分のプラス面に目を向けていくのです。おそらく、いきなり色眼鏡をはずすと、世界はまぶしすぎるでしょうから、あせらずじっくり目を慣らしていくといいでしょう。

おすすめなのは、**「口ぐせ」を変えてみる**ことです。このタイプの人は、「どうせ」「しょせん」「たかが」「結局は」「○○なんて」といった否定的な口ぐせが習慣になっているはずですから、まずこれをやめてみてください。そして、できるだけ自分の長所、相手の長所に目を向け、肯定的に受け止めるようにしましょう。失敗しても「いい勉強になった」、批判されても「忠告してくれた」、イヤな奴は「反面教師」と考えれば、自分にとって否定的なことさえ、自分の糧になります。

そうした積み重ねは脳のプラス回路を育ててくれ、やがて他人を格下げしなくとも自分のバランスがとれるようになってきます。そして、色眼鏡をかけなくとも、自分の力で自分を浮上させることができるようになってくるでしょう。

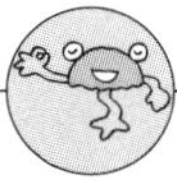

色眼鏡をはずして、自分の劣等感と向き合ってみよう。
そこに浮上のチャンスがある。

2

見て、私はこんなに不幸よ

──「悲劇のヒロイン」はこうしてやめる

不幸ハンターの考え方

●「私はこんなに不幸よ。誰か私を救って！」

●「私は結局幸せをつかめない運命なんだ」

●「自分は誰からも必要とされていない存在なんだ」

●「幸せはいつか去っていくもの。今の幸せはいつまで続くのだろう」

←

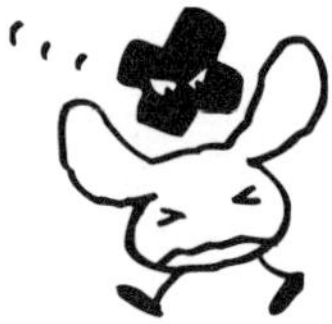

私はいつでも、
「悲劇のヒロイン」

不幸ハンター

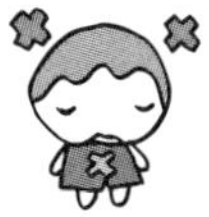

不快になったきっかけ

とある居酒屋、B子さんは「ふ～っ」と深いため息をつき、何やらうかない顔。悩みでも聞いてほしそうな雰囲気です。見かねたC美さんが「どうしたの？」と聞くと、B子さんはとうとう失恋話をはじめました。しかも、社内の妻子ある男性と不倫をしていた事実を打ち明けたのです。B子さんは、「私は結局幸せになれない運命なのよ」とまた深いため息をつき、C美さんに共感を求めます。アルコールも手伝って、B子さんは「哀れな自分」にすっかり酔ってしまっているようです。

へこたれ思考

ああ、つかの間の幸せはまた私の手をすり抜けていってしまった…。自分は利用されるだけ利用されて、用済みになったら捨てられた…。結局、自分は誰からも必要とされていないんだ。この先、たとえ新しい恋をしたとしても、どうせまた同じことを繰り返すだけ。きっと私は永遠に幸せをつかめない星のもとに生まれているんだ…。

まてよ、こう考えてみればどうだろう

たしかに、あの人と別れたのは悲しいし寂しい。でも、彼は妻子持ち。いつかこういう日が来ることは私にもわかっていたはず…。なのに、まるで今の悲劇を待ち望むように深みにハマってしまったのはどうしてなんだろう…。

すこやか思考

私は、どこか「悲劇のヒロイン」を演じてしまうようなところがある。この体質を根本的に変えないと、本当に幸せをつかめないまま年をとっていってしまうかもしれない。まだ遅くはない。これからは積極的に「ハッピーエンド」を求めていくようにしよう。

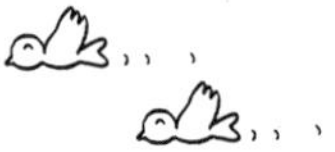

「悲劇のシナリオ」に縛られていませんか？

人は誰しも自分の人生に「こういうふうに生きたい」というシナリオを持っているものです。しかし、なかには自分自身で「悲劇のシナリオ」を書いて、「不幸な主人公」を演じている人も――。そういう人には「哀れな自分」を演じるこころのクセがついています。

このタイプの人は、自分の不幸な境遇を訴えて他人からの同情をひこうとするのが大きな特徴。グチやため息を発しながら、暗い雰囲気で悲しい打ち明け話をするような人がみなさんの周りにもひとりやふたりいませんか？ その人は「見て、見て、私はこんなに不幸よ。誰か私に手をさしのべて！」と特別扱いを求めているのです。

しかし、それで誰かが救助の手をさしのべたとしても、その手は「同情は結構よ」とはねのけられます。このタイプの人には虚栄心が強い人が多く、「誰

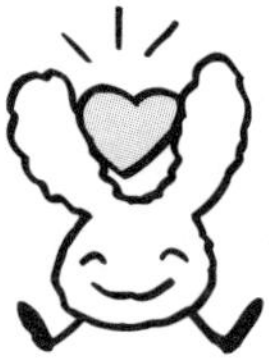

幸せキャッチャー

も私を救えはしない」と思い込んでいるのです。

このように扱いづらい性格であることが周囲の人にもわかっているため、このタイプの人の周りにはだんだん人が寄りつかなくなります。「悲劇のヒロイン」はますます孤立し、「私は誰にも理解されない」という意識を強めます。そして、いつしか「幸せをつかめない不運な私」を演じることから抜け出られなくなってしまうのです。

また、このタイプの人は、どこか幸せを怖がっているところもあります。「自分は誰からも必要とされていない。結局はどこかで裏切られる」という意識が根底にあり、そのため、たとえ今は幸せでも、その幸せがいつなくなるかが不安でしようがないのです。

イギリスのダイアナ元皇太子妃も「不幸な私」という**自己否定的な構え**を持った「脚本」を歩んでいたようです。彼女は小さい頃から両親の不和に心を痛め、愛に飢えていました。自殺企図、過食嘔吐、買い物依存…。それも見捨てられることを恐れ、愛を得ようとして得られなかった結果、起きた行為です。

しかし、ダイアナ妃はその脚本を自ら書き換えようと決意しました。チャールズ皇太子と離婚し、エイズ患者の救助活動、対人地雷禁止キャンペーンへの参加など、自分の中に本来あった欲求、「誰かにとって必要な存在である私」になろうと努力したのです。だからこそ、ダイアナ妃は今でも多くの英国民から支持されているのです。

幸せは自分で追いかけ、自分の手でつかむもの。そう。あなたのシナリオは、あなたがハッピーエンドに書き換えるのです。怖がらずに積極的に幸せを追い求めましょう。

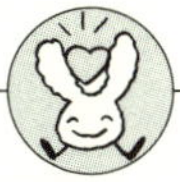

シナリオはハッピーエンドに書き換えられる。怖がらずに積極的に幸せを追い求めよう。

3

みんなはどう思っているのだろう？

——周りを気にして運をとり逃すタイプとは？

しじマチ子さんの考え方

- 「こんなことをして目立ったら、
みんなから変に見られないだろうか…」
- 「私はこれがいいと思うけど、
みんなはどう思っているのだろう」
- 「ああ…こんなときどうすればいいの？
誰か私に教えて」
- 「みんなと一緒にしていれば、きっと大丈夫だろう」

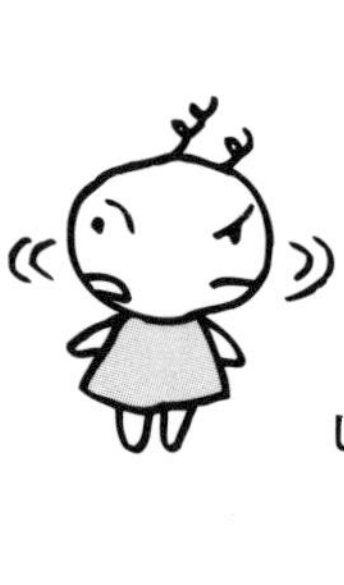

言われたことはできるけど、
やりたいことはできないの

しじマチ子さん

不快になったきっかけ

U子さんはコンピューター関連会社に勤めて3年目。ある日、同期入社の面々が課長に呼ばれ、「君たちの中からひとり商品開発の仕事を手伝ってもらいたい。やってみたい人は？」と言われました。その仕事はU子さんがあこがれていた分野。胸がときめきましたが、そこで浮かんだのは「みんなはどう思ってるんだろう？」という考え。そして様子をうかがっているうちに、別の人に手をあげられてしまいました。「しまった」と後悔してももう遅い。落胆したU子さんは「どうして私はいつもこうなの…」と、自分の運のなさを嘆いています。

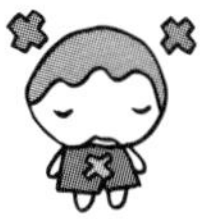

へこたれ思考

みんなの顔色をうかがっているうちに、せっかくのチャンスを逃してしまった…。私ったら、いっつもこうだ。もう二度とこんなチャンスはないかもしれないのに…。でも、私ばっかり目立ったら、あとでみんなに何言われるか分からないし…。私はやっぱり運が悪い女なんだ。これからもきっと運を逃し続けて浮かび上がれないままなんだ…。

まてよ、こう考えてみればどうだろう

ずっとあこがれてきた仕事なんだから、すぐに自分が手をあげればよかっただけの話じゃない。どうしてそれができないの？　今度のように周りの出方を気にしていたら、自分が本当にやりたいことなんて一生できないのかもしれない。

すこやか思考

今のままでは今のまんま。自分が変わらなきゃ運だって向いてこないわよね。それに、みんなはみんな、自分は自分。自分のことを第一に考えればいいことなんだから…。今度チャンスがあったら勇気を出してすぐに手をあげることにしよう。

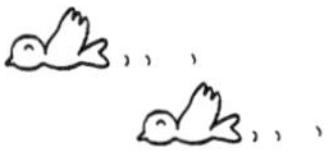

「他人のものさし」よりも「自分のものさし」

何かをやろうとするとき、必ず周りの顔色をうかがう人。授業などで周りの出方を気にして自分から手をあげられない人。会議などで言いたいことはあっても、指名されないと発言できない人——どうです？ みなさんもこころあたりがありませんか？ こうしたタイプの人には、無意識のうちに周りの人の顔色をうかがってしまうこころのクセがついています。

このタイプの大きな特徴は、おとなしくてまじめ。言われた仕事はコツコツとこなす努力家ですが、その反面、自分の判断で行動することが苦手です。いわゆる**「指示待ちタイプ」**で、誰かから「ああしなさい」「こうしなさい」と指図されないと、自分で何をしていいのかわかりません。だから、何かをしようとするときに、他人の顔色をうかがうのがクセになってしまっているわけです。そして、そのためにいつも肝心なときやここ一番というときに適切な行動

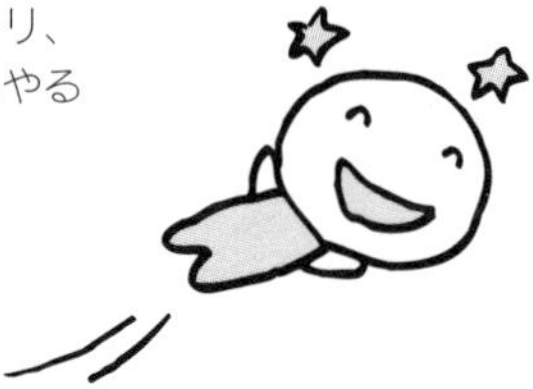

どんどんヤルダー

がとれず、自らチャンスをつぶしたり、運を逃したりします。

本人は「自分は運が悪い」「自分の努力はいつも報われない」という不満感を抱いていますが、その「運の悪さ」は結局自分が招いたもの。自分に自信が持てず、自分から積極的な行動を起こせないために、「欲しい」と思うものがみんな目の前を通り過ぎていってしまうのです。

しかし、そうやって「他人のものさし」を基準に周りを気にしていては、状況はいつまでたっても変わりません。今のままでは今のまんま。しっかりした「自分のものさし」を持って、自分で自分の行動を選ばない限り、「欲しいもの」は永遠に手に入らないのです。

このタイプの人に必要なのは、「ハイ、私やります」と自分から手をあげる勇気。その勇気をふりしぼるために、物事の考え方を「私も○○したい」という漠然としたイメージから「私は○○する」という、すでにそれをしている自分のイメージに換えることをおすすめします。バリバリやっている自分を思い浮かべるとウキウキしてきませんか？　そうやって、「なりたい自分」をしっかりイメージすることで、脳に積極性を植えつけるのです。

そして、試しに一度「ハイ！」と手をあげてみましょう。そうすれば、あなたが手をあげても誰も怒ったり批判したりしないことが、わかるはず。だんだん手をあげるのが怖くなくなり、積極性も身についてくるはずです。きっと、今までは通り過ぎるだけだった幸運も、あなたの目の前で止まってくれるようになるでしょう。

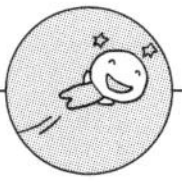

自分から積極的に手をあげなければ、「欲しいもの」は自分の前を通り過ぎていくだけ。

4

あの人は私のことが嫌いに違いない

——「勝手な思い込み」をする理由

レッテルンの考え方

- 「私はどうせダメな人間だ」
- 「こんな大変な仕事、私には無理に決まっている」
- 「あの人は私のことをバカにしているに違いない」
- 「あんなわからず屋とは、どうせ話しても無駄だ」

←

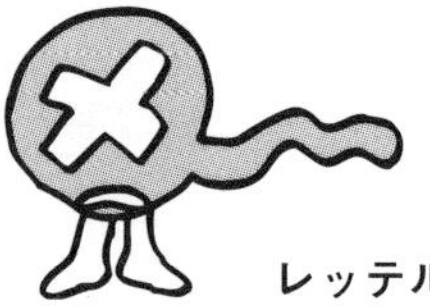

マイナスの、レッテル貼りして
足とられ…

レッテルン

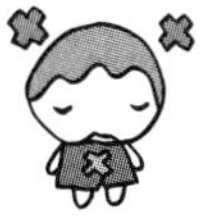

不快になったきっかけ

A子さんは入社3年目のOL。今度新しいプロジェクトで社内の「お局様」的存在のSさんと一緒に仕事をすることに…。ところが、SさんはA子さんのもっとも苦手とする先輩のひとり。つい先日も書類のイージーミスをSさんから指摘され、「あなたって、いつまでたっても進歩がない人ね」とみんなの前で厳しく叱られたばかり…。あの口うるさい先輩とこれからどうやって仕事をしていけばいいのだろうと思うと、A子さんは今から気が滅入ってきてしまいます。

へこたれ思考

この前もきつく怒られたし、きっとSさんは私のことが嫌いなんだ。そういえば、いつも他の人よりも私に冷たく当たっている気がする…。そう、私は嫌われているに違いないわ。どうせあの人とは話も合わないし、うまくいきっこない。仲良くやろうとするだけ無駄よね。ああ、あんな人と毎日仕事しなくちゃならないなんて、お先真っ暗だわ…。

まてよ、こう考えてみればどうだろう

冷静に考えてみれば、この前の件は怒られてもしょうがないミスよね。それに私に期待しているから、あんな叱り方をしたのかもしれない…。ひょっとしたら、私が苦手意識を作り上げてしまっているだけで、Sさんはきちんと私のことを見てくれているのかも…。

すこやか思考

勝手に思い込んで話が合わないと決めつけていたってしょうがない。考えてみれば、Sさんときちんと話をしたこともろくになかった。話してみれば意外にいい人なのかもしれないし、今度、思い切って自分から食事にでも誘ってみようかな…。

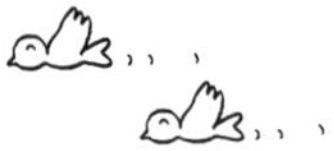

「どうせ○○だから…」と勝手に決めつけてはダメ！

ストレスを感じたときや物事の判断に迷ったとき、「どうせ○○だから…」「どうせ○○に決まっている」といったように、自分の思い込みで勝手に決めつけて考えるクセがついていませんか？

これは、専門的には**「レッテル貼り」**と言って、自分や他人に対して否定的なレッテルを貼ってしまうこころのクセ。「どうせ私には無理な仕事だから…」「あの上司は私のことが嫌いだから…」というように、何かを始めるよりも前に、自分の中で否定的な結論を出してしまっているのです。

「レッテル貼り」をしがちな人は、一度自分の頭の中で「こうに違いない」と決めつけてしまうと、その勝手に思い込んだマイナスイメージをどんどんふくらませてしまう傾向があります。そして、そのために自分の行動や可能性を制限してしまったり、他人との人間関係がうまくいかなくなったりすることもあ

チャレンジすれば
道は開ける

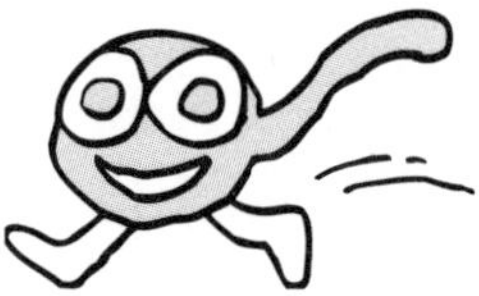

チャレンジャー

ります。

レッテルを貼ってしまうのは、こころが「言い訳」を求めているから。「どうせダメだから」という「言い訳」を準備することによって、「だから、しょうがない」と、逃げている自分に言い聞かせているのです。つまり、レッテルをつけることで、仕事や人間関係のあつれきを避け、安全地帯に逃げ込んでいるわけです。

でも、そうやっていつも物事から逃げていては、人間は成長しません。自分には無理そうな仕事でも、チャレンジしてみなければできるかどうかわかりませんし、嫌われていると思っていた人でも、じっくり話してみたらとてもいい人だったということもあります。何事もとにかく始めてみなければ何も生まれないのです。

この言い訳思考を変えるには、イメージトレーニングがおすすめ。野球の投手は、いいピッチングをするときもあれば、ボロボロのときもあります。負け投手になったときの惨めな気持ちを払拭するには、自分が勝ったときのビデオを繰り返し観るのだそうです。失敗イメージを塗りつぶすように成功イメージを上塗りすると、脳がだまされて成功イメージだけが残ります。すると、次の試合時にはいいイメージで臨めるのだといいます。このようにして「次はきっとうまくいく」という気持ちを植えつけていけば、チャレンジ心や意欲もわいてくるのです。

　積極的に新しい仕事にチャレンジしてみたり、苦手な人と話してみたりしていけば、必ず何らかの「発見」があるはず。そのプラスの感情を大切にして、頭の中を**「言い訳思考」**から**「チャレンジ思考」**に切り替えていきましょう。

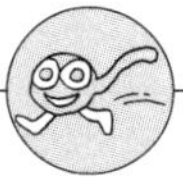

何事もやってみなければわからない。
自分の思い込みで決めつけるのはやめよう！

5

もしダメだったら、自分の人生はおしまいだ

――世の中を白か黒かで決めつけていると…

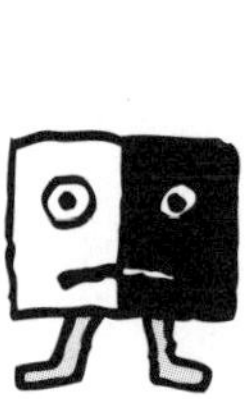

正誤、善悪
答えはいつも１つだけ

白黒さん

白黒さんの考え方

- 「成功すれば素晴らしいが、もし失敗したらもう自分の人生に未来はない」
- 「自分にはこれしか道がない。他のことをやっても意味はない」
- 「あの人は私の好きな部長の悪口を言っていた…だから悪人だ」
- 「30歳以上で未婚、子どもなし…やっぱり私は〝負け組〟なんだ」

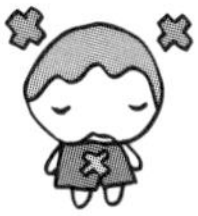

不快になったきっかけ

R子さんは、ある出版社で主婦向けの雑誌をつくる編集者。自分の仕事に誇りを持っていましたし、「編集」の仕事は自分の天職だという自負を抱いていました。ところが、春の人事異動でR子さんは営業への転属を言いわたされたのです。R子さんは大ショック。「私には編集しかないのに…。せっかく今まで積み上げてきた技術も営業では生かせない。編集の仕事ができないのなら、この出版社にいても意味はない…。いっそのこと転職しようか…」と、まじめに考えています。

へこたれ思考

学生のころから編集という職業にあこがれて、夢を叶えてここまでがんばってきたのに…。編集の道を絶たれたら、もう自分はおしまいだ。営業なんて自分に合わないし、やったって意味がない。もう、この会社にいても私の人生に未来はないだろう。やっぱり転職するしかないのだろうか…。

まてよ、こう考えてみればどうだろう

周りを見渡してみれば、一度営業に行ってもまた編集現場に戻ってきて活躍している先輩がたくさんいる。人生は長いんだし、いったん編集を離れるからといって、あまり早急に結論を出さないほうがいいのかもしれない。

すこやか思考

たしかに編集は出版社の花形だけど、営業の人ががんばって広告をとってくれるから成り立ってるんだ。一度営業をやってみるのもいい経験かもしれない。読者のニーズをキャッチする勉強にもなるはず。その経験をまた編集に生かせる日がいつかきっと来るわよ。

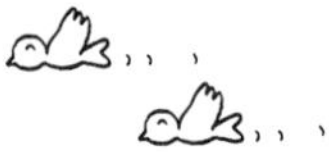

自分に都合のいい「現実」なんて、探したってありはしない

「あの大学に受からなかったら自分はおしまいだ」とか、「仕事でしくじったから、自分はもう会社をやめるしかない」といったように、何でも物事を極端に考える人がいます。このような人には、「白か黒か」「全か無か」「正しいか誤りか」「偉いか偉くないか」「善か悪か」というように、物事を**二者択一**で考えるこころのクセがついています。

このタイプの人は高い理想を持っていて、「物事はこうあるべきだ」という強い信念を抱いています。その思い込みのために、物事がうまく運んだときは有頂天になりますが、現実が理想と食い違ったり挫折を味わったりすると、すべて嫌になり全部を投げ出してしまうのです。成功すれば素晴らしいけど、失敗したらすべてダメ。「ほどほどにやる」とか「そこそこがんばる」といったファジーな考え方ができず、やるからには１００％でないと納得しません。「真

滑らか人生生きるには、
薄くて淡い色がいい

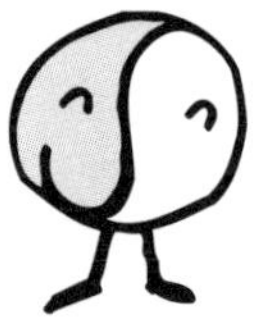

ファジーちゃん

っ白」でないと気に入らず、アイボリーやグレーが許せないのです。また、この極端さのために組織や周りの人とのトラブルを起こしがちで、「思っていたのと違う」という理由で、すぐに会社を辞めて職を転々としたり、つき合う恋人をくるくると変えたりします。

　でも、それは結局、現実から目を背けているのと一緒です。世の中、自分に都合のいい現実を探しても、そう都合よくは見つからないもの。まずは、きちんと目の前の「現実」を見つめてみましょう。そうすれば必ず「自分の力のなさ」や「わがままさ」に目が届くはず。そして、目の前の「現実」を自力で乗り越えることが自分の成長を促すことに気づくはずです。

　そうやって等身大の自分を正視していれば、自分の中に〝0か100かでなく、70点でもいい〟というような自己採点の基準ができてくるはずです。そして、きっと「今の自分ならこれでもよくやったほうだ」とか「今日は70点はいったかな」とか「この程度でよしとしよう」といったファジーな考え方ができるようになってくるでしょう。

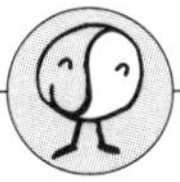

理想は理想。現実は現実。
人生は思い通りにいかないからおもしろい。

それに、逆説的な言い方ですが、人生って思い通りにいかないからおもしろいのでは？　**人生は筋書きのないドラマ**。予想がつかないからおもしろいのです。失敗や挫折をしてこそ人間は成長するもの。今は悔しい思いをしていても、その経験があとで役立つことだって必ずあります。そこのところを割り切って、思い通りにいかない人生、理想通りにはいかない思いがけない人生を楽しむくらいのほうが、かえってうまくいくものなのではないでしょうか。

第4章のまとめ

●何事も否定的な解釈をする「こころのクセ」がある人は、その劣等感から無意識のうちに否定的な色眼鏡をかけている。勇気を出してコンプレックスと向き合い、「あるがままの自分」を見つめてみよう。

●「哀れな自分」を演じてしまう「こころのクセ」がある人は、「悲劇のシナリオ」に縛られている。自分の幸せ探しに積極的になって、物語をハッピーエンドに書き換えよう。

●周りの顔色ばかりうかがう「こころのクセ」がある人は、「他人のものさし」を基準にしていることで周りに振り回されている。「なりたい自分」をイメージして、欲しいものには積極的に手をあげよう。

●否定的なレッテルを貼ってしまう「こころのクセ」がある人は、何事も「どうせダメだから…」と決めつけることで自分に言い訳をしている。何事もやってみなければわからない。「言い訳思考」を「チャレンジ思考」に切り替えよう。

●物事を何でも白か黒かで判断してしまう「こころのクセ」がある人は、「自分に都合のいい現実」を求めて逃げている。現実を直視して、自分の力のなさに目を向けよう。

第
5
章

自信がついて毎日が楽しくなる スイッチレッスン4

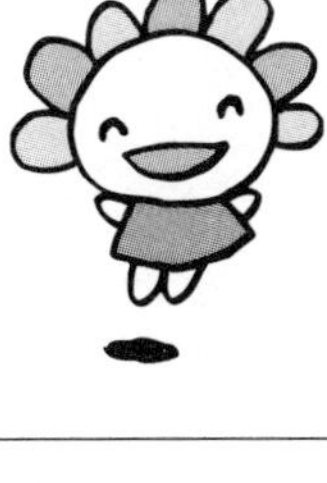

自信がもてない
"アキラメ星人さん"
スイッチレッスン4で
ヤル気が芽生えます

1

私なんかいいわよ…

――自分を過小評価していませんか？

アキラメ星人の考え方

● 「私は人の半分しか仕事ができない」

● 「結果なんてやる前から決まっている。どうせ私は失敗するに決まっている」

● 「みんなが私のことをほめるのも、しょせん、私への気休めに過ぎない」

● 「みんなあんなにうまくいってるのに、どうして私だけうまくいかないのだろう」

←

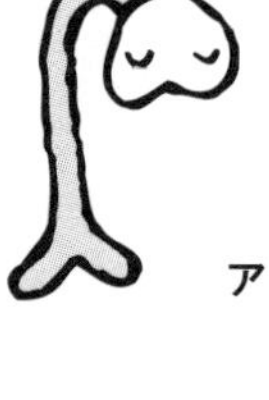

私の人生、
日陰街道まっしぐら

アキラメ星人

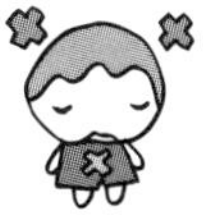

不快になったきっかけ

大学病院で歯科衛生士として働くF美さんは、何事にも「私なんかいいわよ」と他人に先を譲ってしまう地味な性格です。しかし、目立ちこそしませんが、そのていねいな仕事ぶりは誰もが認めるところ。ある日、F美さんは担当教授から歯科衛生士の講師になるための試験を受けてみないかと勧められました。でも、F美さんは「どうして教授は自分なんかに勧めるのだろう」と不思議でなりません。同僚のみんなも勧めてくれているのに、「どうせ私なんか落ちるに決まっているのに…」という思いが先に立ってしまうのです。

へこたれ思考

試験を受けたって、どうせ私なんか失敗するに決まっている…。私は他のみんなみたいに上手に世の中を渡ることなんかできないし、今までずっと日陰の人生を歩んできたんだから…。結果なんてやる前からわかっているのに、どうして教授は私なんかに勧めるんだろう。私なんか放っておいてくれていいのに…。

まてよ、こう考えてみればどうだろう

周りはみんなせっかく「がんばってみたら」と応援してくれているのに、私ひとりで「どうせダメだ」と決めつけているみたい…。どうして私はこんなにいじけた性格になってしまったんだろう。失敗が怖いのだろうか…。

すこやか思考

どうも私は自分のことを低く見積もってしまうクセがあるみたい。みんながああ言ってくれているんだから、私にも可能性があるのかもしれない。どうせ、失敗してもともとなんだから、試しに試験を受けてみようかしら…。

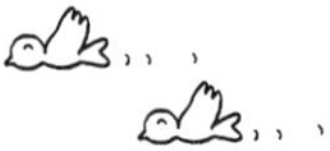

「みにくいアヒルの子」になっていませんか？

お昼に誘っても「私はいいわ」。みんなで遊びに行こうと言っても「私なんかいいわよ」。仕事で抜擢されても「どうして私なんかが…」——。このように、何に関しても自分を低くみなして遠慮をしてしまう人がいます。このような人には、自分を過小評価してしまうこころのクセがついてしまっているのです。

このこころのクセがついている人は、何事にも自信がなく消極的。困難な仕事や自分がやったことがない仕事はすぐに避けようとします。とにかく、「自分なんかダメだ」という考え方に縛られてしまっていて、なかには、周囲の評価は高いのに、それを受けつけないほどに、自分で自己評価を低くしてしまっている人もいます。かつては高い理想を持っていたのですが、その理想が高すぎたせいか、過去に挫折を強いられた経験があり、そのせいからか、「自分は

みらーマン

何をしてもダメな人間だ」というように錯覚してしまっているのです。そして、「自分だけはいつもうまくいかない」「みんなうまくいってるのに、どうして私だけダメなんだろう」という考え方を（本当はそうでないのに）脳に刷り込んでしまっているのです。

つまりこのタイプの人は、**「みにくいアヒルの子」**と同じです。本当は白鳥なのに、過去に仲間からいじめられて挫折した経験からいじけてしまい、本当の自分を見失っているのです。

昔、オードリー・ヘップバーン主演の「麗しのサブリナ」という映画がありました。サブリナは大金持の家に住み込む運転手の娘。やせっぽちで冴えない女の子です。お金持ちのプレーボーイの息子に恋をしていましたが、所詮は実らぬ恋。自殺までしようとした娘を心配した父親は、サブリナをパリへ料理の修業に出しました。

パリに着いたサブリナは、料理教室で仲良くなった男爵の家に招かれて住むことになりました。そこで日に日に磨かれて美しいレディに成長。家に戻ってきたときは誰もあの冴えないサブリナとはわかりませんでした。プレーボーイの息子もサブリナとは知らずに恋してしまうほどの変身です。すっかり自信をつけたサブリナ。

この話は最後に意中の人をゲットするというラヴコメディーですが、サブリナのように「私なんか」「どうせ…」というような自分を卑下する考え方を捨て、自分のことをきちんと評価してくれる人の声に耳を傾ければ、そのアドバイスが鏡となって、本当は白鳥であるあなたの姿を映してくれるのです。その姿を見続けていけば、「私でもきっとできる」という自信が必ずついてくるはずです。

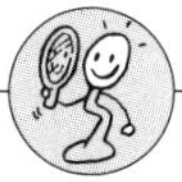

「私でもきっとできる」――。
「等身大の自分の姿」を鏡に映してみよう。

2

あの人が笑ったのは、自分をバカにしているからだ

——他人の言動が気にならない方法

カングラーさんの考え方

- 「みんなが集まって何か話してる…
きっと私の悪口を言ってるんだ」
- 「あの人が私に親切にするのは、
おそらく何か魂胆があるからだ」
- 「しょせん人はみな裏で隠し事をしているものだ」
- 「カレの様子がいつもと少し違う…
きっと浮気を隠しているんだ」

←

聞こえてくるゾ、
陰口が…

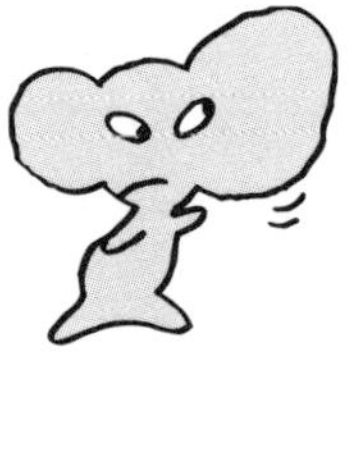

カングラー

不快になったきっかけ

H美さんは家事のかたわら、夫が経営する設計事務所で経理を手伝っています。しかし、最近家事も仕事も忙しいせいで疲れているのか、夫の言葉がいちいちひっかかるように…。夫がH美さんの様子を気遣って「今日は早く片づけて寝なよ」と言うと、（お前は段取りが悪くて家事能力がない）と言われているように聞こえ、「経理は従業員にまかせて家事に専念すれば」と言うと、（しょせんお前には経理は無理だ）と言われているように聞こえるのです。夫はH美さんの態度にあきれ、最近は夫婦間に会話が少なくなっています。

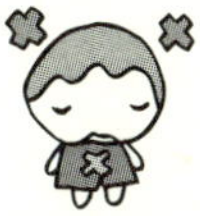

へこたれ思考

私はこんなに一生懸命がんばっているというのに、夫はどうしてそれを認めてくれないの？　あんなふうに言うなんて…。しょせん私には家事と仕事の両立はできないってこと？　きっと私のことをダメなやつだと思ってるんだ。おまけに近頃はムスッとして言葉ひとつかけてくれない…。いったい、私が何をしたっていうの？

まてよ、こう考えてみればどうだろう

ちょっと、まって。私、あんまり忙しいせいで、このごろどうかしているのかもしれない。「こんなにがんばっているのに…」という自分の思い込みが強すぎちゃって、ちょっと被害妄想みたいになっているような気がする…。

すこやか思考

冷静になって考えてみれば、きっと夫は私があまりにがんばりすぎているから心配してくれたんだわ。私は夫のこころを読んでいるつもりでいながら、夫の気持ちがまるでわかっていなかったのかもしれない…。

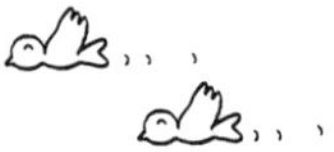

誰もあなたのことを見捨てはしない

世の中には、相手のこころを勝手に読んで勝手な結論を出してしまい、その考えをふくらませてしまう人が少なくありません。「あの男の人が私に親切にするのは何か魂胆があるのかもしれない」「きっとそうだ。でも私の何を狙ってるの?」「きっといやらしいことを考えているに違いない」「あの人って、そういう人なんだ…これからは気をつけよう」――というように、根も葉もない想像をふくらませて、勝手に否定的な結論を下してしまうのです。これでは、かんぐられる側も迷惑というもの。こころの中で何を考えようが自由とはいえ、このようにあまりに**結論を飛躍**させてしまっては問題です。

このような人には、他人の言動を**裏読み**してしまうこころのクセがついています。いつも「自分は否定され、見捨てられるかもしれない」という不安を抱えているために、「この人はいったい何を考えているのだろう」と、こころの

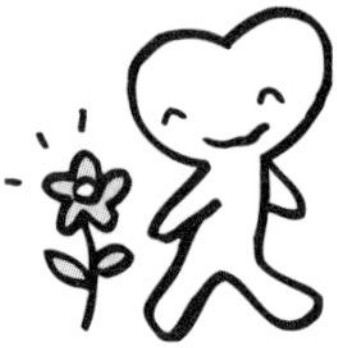

裏を読まずにいられないのです。そして、何か不安や疑念を感じると、それをどんどん増幅させていってしまいます。それで、何の根拠もないことに否定的な判断を下し、その妄想をふくらませてしまうのです。

また、このタイプの人は、過去に大きな恥をかいたり、自分を否定されたりといったショックな体験をし、それがトラウマになっていることが少なくありません。「あんなことがまた起こったらどうしよう」という思いが、脳の不安回路を過敏に反応させてしまっているのです。

しかし、このようにいつもこころの中で「一人相撲」をとっていたら、やがて日常の人間関係にも支障が出てきてしまいます。ですから、このタイプの人は、不安に反応しがちな脳のベクトルを、少しずつプラス方向に引き戻さねばなりません。

それには、ともかく毎日、**「いいこと探し」**をするクセをつけてください。庭の花が咲いた。ポイントがたまって化粧品が安く買えた。一本早い電車に間に合った——何でもいいから身の周りの「いいこと」を積極的に探すのです。

「いいこと探し」のクセをつけて、頭の中のプラスの回路を少しずつ育てよう。

そうすると、ひょっとしたら自分は運のいい人間かもしれないと思えてくるから不思議。そうした一歩一歩が**脳のプラスの回路**を育ててくれます。

水が怖くて泳げなかった人も、少しずつ水に慣れる練習をすれば、やがて泳げるようになります。同様に、きっと少しずつ「誰も自分のことを見捨てはしない」という気持ちが育ってくるでしょう。そうすれば、あなたが呪縛から抜け出せる日も近いはずです。

3

なぜ、あの人ばかりうまくいくの？

――ストップ・ザ・「嫉妬」

ネタミソネミーの考え方

- 「今度の仕事に彼女が選ばれたのは顔のおかげよ」
- 「あの人が出世できたのは、
いつも部長にごまをすってるからだ」
- 「上司のしゃべり方がキライ。
だから、彼の言うことは間違っている」
- 「どうして、彼女だけあんなに恵まれてるの？
それに引き換え自分は…」

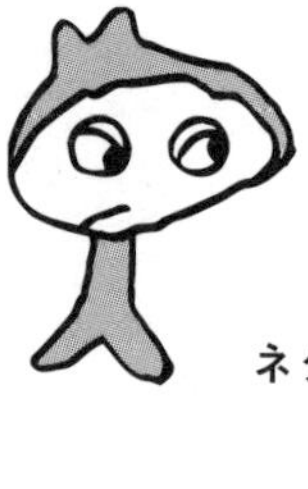
玉の輿!?
なんであの子がのれるワケ？
ネタミソネミー

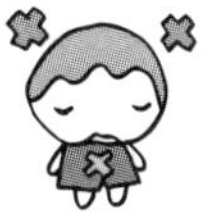

不快になったきっかけ

休日に買い物に出かけたN子さんは、高校のときに親友だったE美とデパートで偶然バッタリ。7年ぶりに会ったE美は、N子さんが目を疑うほどにきらびやかになっていました。お茶を飲んで話を聞くと、なんでも、一昨年にE美はある資産家の息子と結婚し、とても裕福な暮らしをしているというのです。それに引き換えN子さんには恋人すらなく、しかも実は失業中…。N子さんは、急に自分がみすぼらしく思えてきて、「どうしてE美ばかりが…」と親友の幸せを否定する感情が湧いてくるのを抑えきれませんでした…。

へこたれ思考

何でE美ばかりが玉の輿に乗ってこんなに幸せに？　高校時代は私のほうがずっともてたのに…。こんなに差がつくのはおかしい。きっとこういうのって、幸せそうなのはうわべばかりで、実はご主人はどうしようもないブサイクでお金目当ての結婚だったりするのよ。きっとそうだわ。そうでもないと、これじゃ私がみじめすぎる…。

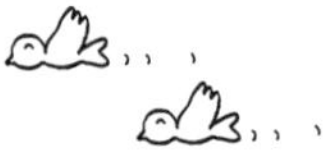

まてよ、こう考えてみればどうだろう

落ち着け、落ち着け…。たしかにうらやましいけど、こんなことで嫉妬してどうする。ましてや相手はE美じゃないか。親友らしく幸せを喜んであげるのが筋じゃないの。それに、自分の境遇と比べたってしょうがないじゃない…。

すこやか思考

E美はE美、自分は自分。もう比較するのはやめよう。あれこれ比較するから卑屈な考え方をしちゃうんだ。きっと自分に自信がないんだな。でも、私には私の生き方がある。自分の生き方にもっと自信を持たなくちゃ。

人と比べ始めたらキリがない

他人に難クセをつけて自分への言い訳にする——そんな考え方をするのが習慣になっていませんか？　たとえば、ライバルが成功をおさめたときに、いささか無理な根拠を引っ張り出して「あのくらいたいしたことない」と自分に言い聞かせるとか、同期の同僚が自分より早く出世したのを仕事の能力以外のせいにするとか…。そういう人には、たいした**根拠もないのに他人を否定**しようとするこころのクセがついていると言っていいでしょう。

この世の中はよくも悪くも競争社会。よりよい結果を目指し、競争心を持ってがんばることが成長の原動力になります。しかし、当然うまくいく人とうまくいかない人の差がついて、そこで生まれるのが「嫉妬」や「羨望」の感情。「なぜ、あの人ばかりうまくいくのか…それに引き換え自分は…」という感情を、たぶん誰もが抱いたことがあるのではないでしょうか？

私らしい道を歩めば
ハッピーライフ

マイウェイちゃん

でも、こうした競争ばかりに捉われていると、だんだん「行き場のない嫉妬心」をうまく処理することができなくなってしまいます。わざわざ根拠の薄い否定的材料を持ち出して、他人の成功を「たいしたことない」とみなそうとするのはそのため。自分に自信がないために、自分の中での他人の評価を落とすことでバランスをとろうとしているのです。

しかし、このような見方を続けていると、自分に「言い訳」や「なぐさめ」をするのが当たり前になってしまい、いつか他人ばかりでなく自分に対しても正当な評価が下せなくなってしまいます。競争に捉われるあまり、自分の足元すらも見えなくなってしまうわけです。

ですから、こうしたこころのクセを直すには、とにかく一度競争のレールから降りてみることが大切です。そして、自分の歩いている足元をいま一度、確かめてみましょう。

人と自分を比べ始めたらキリがありません。人は人。自分は自分です。しょせん違う人間のやることなのですから、いろんな得手不得手があって当然ですし、目指す目標や歩く速さも違って当然です。それを無理矢理同じ土俵で比べようとするからいけないのです。今のレールをいったん降りてみれば、きっと自分の足元にまったく違う道があることに気づくはず。そして、その足元を見ながら一歩一歩自分のペースで行けばいいのです。

「Going My Way」――自分を人と比べてしまいそうになったら、ぜひ、この言葉を口に出して自分の足元に目を向けてください。

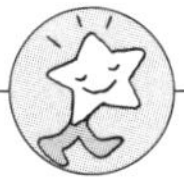

競争のレールをいったん降りてみよう。そして、自分の歩く足元に目を向け、Going My Way で行こう。

4

あなたの言うことはよくわかるわ。でも…

――「『はい、でも』ゲーム」にご用心

デモデモさんの考え方

● 「ぜひ…やりたい。でも、私は体が弱いから無理だ」

● 「アドバイスをありがとう。でも、そんなことをしたらみんなからどう思われるか…」

● 「そう、理屈ではそうかもしれない。でも、現実は違うのよ」

● 「頭ではわかっているんだけど、でも、実際はできないのよ」

←

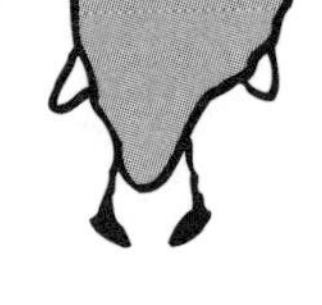

はい…でも、
ええ…でも、
だけど…でも

デモデモさん

不快になったきっかけ

上司の係長と折り合いが悪くて悩んでいるI子さん。今日は同じ課の先輩のK美さんに相談に乗ってもらっています。「一度よく係長と話してみれば?」と言うK美さんに、I子さんは、「ええ、でも聞く耳を持たないと思います」という返事。「それなら、私がそれとなく課長に相談してあげようか?」とK美さんが言うと、「ありがとうございます。でも、何か先生に言いつける生徒みたいで嫌われそうだから…」と、いつまでも「はい…でも…」を繰り返します。そのうち、I子さんの煮え切らなさに、K美さんも腹が立ってきました。

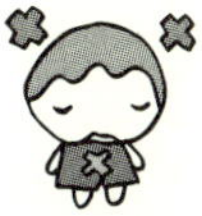

へこたれ思考

どうすればいいのか、この問題に自分ひとりで答えを出すことなんてとてもできない。だからK美先輩に相談に乗ってもらったのに、先輩ったら、私が求めている答えを全然出してくれない…。相談する相手を間違ったのかしら…。別の先輩にも相談してみようかしら…。そうすれば、答えを出してくれる人がいるかもしれない。

まてよ、こう考えてみればどうだろう

なんかK美先輩、ちょっと不機嫌になってきたみたい…。せっかくアドバイスをしているのに、それにケチをつけられたら、誰だって気を悪くするわよね。それにしても、どうして私は「でも」ばっかり繰り返しちゃうんだろう…。

すこやか思考

私は人のアドバイスに、すべてを解決してくれる「魔法の杖」を求めているようなところがある。それじゃあ、いつまでも答えは見つからないし、「自分の力で解決しよう」という意思も疑われちゃうわよね。これからは、「でも」という言葉に気をつけよう。

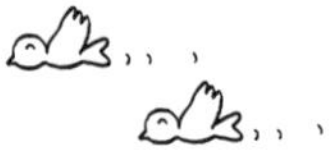

自分ばっかりいつも安全地帯にいていいの?

人間関係などのストレスで、どうしていいのかわからなくなって人に相談するものの、そのアドバイスをなかなか受け入れない人がいます。相手が「こうすれば?」と助言しているのに、「はい。でも、ダメだと思います」と否定するのです。こんな人には、何度アドバイスしても同じ。なぜなら**「『はい、でも』ゲーム」**を繰り返すこころのクセがついているのです。

このタイプの人は優柔不断で物事をひとりで決断するのが苦手なので、よく他人に相談します。しかし、根本的に他人に対する依存癖があって、他人のアドバイスに、すべてを一挙に解決する**「魔法の杖」**を求めているようなフシがあります。それで人の助言が自分の意に沿わないと、「でも…」と反論してしまうのです。そんな「魔法の杖」なんてあるわけがありません。ですから、相談された相手もいつまでたっても自分の提案が受け入れられず、やがて腹を立

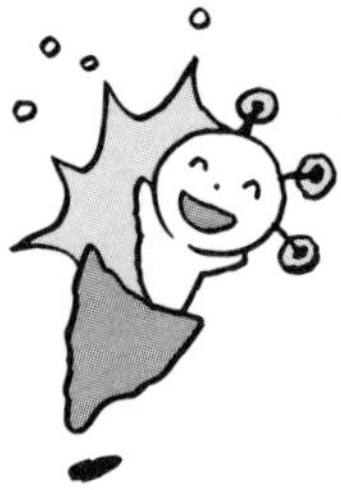
外の世界は
ステキな明日
が待っている！
ダッピー

てて、最後には、「じゃあ、勝手にすれば」ということになってしまいます。

なぜ、こんなことになるのでしょう？ それは「自分が傷つきたくないから」です。このタイプの人は、自分が傷つくのを避けるために、無意識に安全地帯に逃げ込んでいます。人間関係のゴタゴタで人を傷つけたくないし、自分も傷つきたくない。だから責任を回避し、「どうすればいいか」の判断を他人に預けてしまうのです。そして、自分だけは**「自分の殻」**という**「ぬくぬくとした安全地帯」**から出ずに済まそうとしているのです。

ですから、このクセを直すには、「自分の殻」という安全地帯を自分から出なければなりません。自分のストレスを解決するのはあくまで自分自身。その解決のために、一度自分の引いた境界線の外に足を踏み出してみましょう。一歩踏み出してダメならまた戻ればいい。こわごわとでもいいからほんの少しの勇気を出してチャレンジしてみるのです。

踏み出すためには多少のエネルギーを要します。でも、ひょっとしたら…踏み出した先の方が、今よりもっと居心地がいいことに気づくかもしれません。

そうしたらその労力はムダではないのです。

そうやって少しずつ成功体験を重ねていけば、次第に他人への依存心が消え、「魔法の杖」がなくとも自分でやれるという自信がついてきます。いつまでも他人をあてにしてはダメ。自分の力をもっと信じてください。自信がつけば身を守る殻なんかいらなくなります。そうやって、「自分の殻」を脱皮することが、「大人になる」ということなのです。

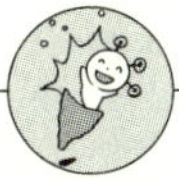

こわごわとチャレンジするのでもいい。自分の引いた境界線から足を踏み出して、自分の殻から脱皮しよう。

第5章のまとめ

●自分を過小評価する「こころのクセ」がある人は、「自分はダメな人間だ」と錯覚をしてしまっている。自分を正当に見てくれる人の、自分に対する評価にしっかり耳を傾けよう。それが自分の「等身大の姿を映す鏡」になってくれる。

●他人の言動を裏読みしてしまう「こころのクセ」がある人は、「自分は否定され、見捨てられるかもしれない」という不安を抱えている。こころの中の「一人相撲」をやめて、毎日「いいこと探し」をする習慣をつけよう。

●たいした根拠もないのに他人を否定しようとする「こころのクセ」がある人は、嫉妬の感情から他人を「たいしたことない」と見下そうとしている。他人と自分を比べたらキリがない。いったん競争のレールを降りて、自分の足元をしっかりと見つめよう。

●「『はい、でも』ゲーム」をしてしまう「こころのクセ」がある人は、他人に依存して自分だけは安全地帯に逃げ込もうとしている。少しずつ、こわごわとでもいい。傷つくのを恐れずに「自分の殻」から外へ出てみよう。

第6章

幸運をもたらす12のこころの技術

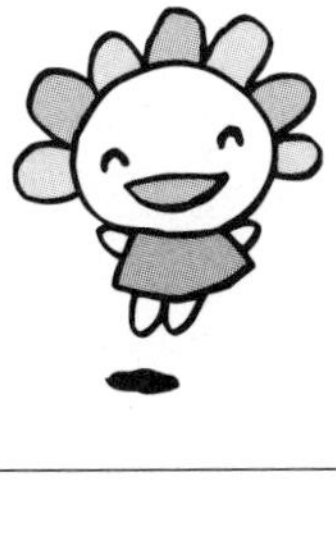

マイ・メントレ術を身につけよう

最後の章では「へこたれ思考」を「すこやか思考」に変えるための具体的な技術をご紹介することにしましょう。

脳に染みついてしまったマイナスの考え方のクセを変えるためには、プラス思考の考え方を繰り返し脳にインプットして、刷り込んでしまうような方法が効果的です。口ぐせなどの習慣を変えることで、「こうやってプラスに考えることがいつもの自分の考え方なんだ」と思わせてしまうのです。

これはつまり、**脳のプラス回路**を育てるためのメンタルトレーニング。このトレーニングに日ごろから取り組んでいれば、こころをコントロールする力が着実についてくるでしょう。ただ、あまり数が多いと、どれをやるか迷ってしまうでしょうから、ここでは簡単にできて効果があるトレーニング法を厳選して12ほど紹介します。ぜひ、この中から「これなら私にもできそうだ」というものを選んで実践してみてください。そして、それを「マイ・メントレ術」として身につけるようにしてください。

「こころの習慣」が変われば、あなたの運も変わります。ぜひ、「すこやか思考」を大きく育てて、幸運を呼び込みましょう。

技術１　「６Ｄ２Ｓ」の口ぐせをやめよう

前にも何度か触れましたが、「口ぐせ」には、日ごろの考え方のクセが現れます。思考回路のパターンが「ふと口をついて出る言葉」に投影されるのです。

そして、口ぐせを変えれば、脳の考え方のパターンに影響がもたらされます。だからマイナスの口ぐせをやめ、それをプラスの口ぐせに変えれば、脳がだんだんプラスの考え方をするようになってくるのです。

「へこたれ思考」をしがちな人は、ともかくまず否定的な口ぐせをやめることが大切。とくに、次の「６Ｄ２Ｓ」で始まる言葉には気をつけるべきです。

・6D…「どうせ」「でも」「だって」「ダメだ」「どうしよう…」「…できない」
・2S…「しょせん」「…しなければならない」

どうです？　みなさん、何気なくこれらの言葉を口にしていませんか？　これらの口ぐせときっぱり縁を切るだけでも、気持ちは大きく変わってくるはずです。そして、代わりに「きっと、できる」「大丈夫！」「私はやれる！」「なんとかなる」といった前向きの言葉を意識的に口にしましょう。そうしたプラス発想の言葉には、未来を切り開いてくれる力が宿っています。きっとその「口ぐせ」が、あなたの夢や目標を実現へと近づけてくれることでしょう。

技術2　「私」を主語にしてものを考えよう

頭の中でものを考えるときは、「私」を主語にして考えましょう。すごく当たり前のことを言っているようですが、実際には、「みんながこうするから、私もこうしよう」とか「会社の命令だからこうする」「お隣がこうだから、私もこう」といったように、判断の基準を「周りの人たち」に委ねてしまっているることが結構多いものなのです。そうした依存傾向を「私は○○する」「私は○○したい」「私は○○できる」というように「私」を主語に変えることによって、自発的・積極的な方向にシフトするわけです。

とかく日本人は周りの目を気にする習慣が染みついているもの。でも、だからといって物事の考え方のクセまで周囲に影響されてしまってはいけません。

先の章でも述べましたが、物事を「他人のものさし」を基準にして考えていては、結局他人に振り回されっぱなしになってしまいます。ですから、周囲を気にせずに、いつも「自分のものさし」を基準にして物事を判断する姿勢が大切なのです。常に「私」を主語にして考えるクセをつけていれば、「自分のものさし」は頭の中に自然にできてきます。そして、自分をより積極的に前へ出そうとするベクトルが頭の中に生まれるようになるでしょう。

技術3 「有言実行」のクセをつけよう

「金メダルを獲る」と言い続けて、見事その目標を達成したオリンピック選手。「僕は将来、パイロットになるんだ」と言い続け、その夢を実現した宇宙飛行士――最近、こうした「有言実行」で自分の夢を叶える人が増えてきました。実はこのように周囲に「自分の目標」を公言することには、たいへん大きな効用があるのです。

まず、何回も何回も口に出していると、いつのまにか脳が「自分は絶対にできる」という暗示にかかります。また、周囲に公言した以上、実現しないとカッコつきませんから、人一倍努力するようになります。さらに、目標が明確になることで「今自分がすべきことは何か」がはっきりし、目標へのモチベーションが高まるのです。こうした相乗効果は脳の回路をどんどん前向きにして、目標を実現するための潜在能力を引き出してくれます。だから、最初は無理そうな目標でも、意外にすんなり実現してしまうことが多いのです。

ですから、「へこたれ思考」を脱出して理想の自分に近づくためには、とにかく自分が目指す目標を口にすることが大切。脳がいちばんだまされやすいのは「自分の口から出た言葉」です。その言葉の持つパワーを最大限に利用して、「なりたい自分」に近づきましょう。

技術4 自分の考え方を書きとめる習慣をつけよう

人の思考はたいていは右から左へと通り過ぎ、すぐに忘れ去られてしまうものです。しかし、その思考を書きとめれば、脳はその考えをしっかりとインプットし、記憶に刻み込みます。自分の考え方の問題点も漠然と意識しているだけでは、なかなか「考え方を変えなきゃ」という意思に結びつきません。書くことによってはじめて自分の考え方の問題点や課題が浮き彫りになり、「変えなきゃ」という意思が芽生えてくるのです。

ですから、自分の考え方のクセを知り、それを改善するためには、とにかく「書く」という行為が不可欠。日ごろから手帳やメモ用紙を持ち歩き、物事に対する自分の考え方をメモしておくようにするといいでしょう。書くよりも打つほうが早いという人は、携帯電話やパソコンで打った文章を保存しておくのでもかまいません。

また、日記は自分の考え方の変遷を保存するスクラップブックのようなもの。何もかしこまって書く必要はなく、自分が気持ちいい様式で書けばいいものなのですから、ぜひとも習慣にしてください。そうやって「書く」ことを習慣づけることによって、あなたは自分のことがよりよくわかるようになるでしょう。

技術5　自分の短所を長所に言い換えてみよう

「悪く言えば××だけど、よく言えば○○だ」というように、自分の性格の短所を長所に言い換えてみませんか？　「悪く言えば優柔不断だけど、よく言えば慎重だ」「悪く言えばのんびりやだけど、よく言えばおおらかだ」といった具合に、欠点に対し肯定的な捉え方をするのです。そうやって言い換えてみると、いろいろな短所が長所に置き換えられるはず。たとえば、「引っ込み思案↓おくゆかしい」「小さなことにこだわる↓神経がこまやか」「いいかげん↓要領がいい」「打算的↓しっかり者」「クヨクヨしやすい↓思慮深い」などなど…。人の性格も、ちょっと見方を変えればその人の長所にも短所にもなるのです。

また、「私には○○はできません」といった否定的な発言も「今はそれよりも別のことに集中したいのです」というように、なるべく前向きのベクトルに言い換えてみましょう。このような「言い換え」のクセをつけていると複眼的な思考法が身につき、自分の考え方を客観的に把握するトレーニングにもなります。そして、これによって気持ちの切り替えも早くなるはずです。きっと考えがマイナスに傾きそうなときも、その考えをプラスに「言い換える」ことができるようになるでしょう。

技術6　繰り返し書く。繰り返し唱える

「嘘も１００回唱えればまことになる」と言います。「自分はこうありたい」というプラスの言葉を、とにかく繰り返してください。その言葉を毎日繰り返しノートに書き、呪文のように繰り返し唱えるのです。

安直な方法に思われるかもしれませんが、脳にプラスイメージを刷り込むには、こうした反復トレーニングがいちばん効果大。繰り返すことによってプラスイメージが着実に植えつけられ、脳がだんだんとその気になってきます。自分の目標とする言葉を大きな紙に書いて家の目立つところに貼り出しておくのもいいでしょう。毎日、50回、１００回、２００回と書いたり唱えたりするうちに、その言葉にだんだん血が通うようになり、次第に形を成すようになって、いずれ自分の求めていたものが現実に反映されるようになるはずです。

この反復トレーニングのコツは、マイナスのイメージの上にプラスイメージ

を「上塗り」するようなつもりで行うこと。「洗脳」ではなく、すでにある回路のいい部分を伸ばすのです。そのほうが脳も抵抗なく受け入れてくれます。カセットテープやＣＤに新しい音楽を上塗りして吹き込むようなつもりで取り組んでみるといいでしょう。

技術７　歩きながらプラスイメージをふくらませよう

リズミカルに歩きながら、頭の中にプラスのイメージをふくらませてみましょう。快調なテンポで足を運びつつ「いいこと」を考えていると、軽く汗をかくころには、頭の中のもやもやが晴れたようなスッキリした気分になるはずです。

これは、テンポよく歩いていると脳内に**セロトニン**という神経を和らげる物質が出やすくなるため。このセロトニンは感情のコントロールには欠かせない物質で、欠乏するとキレやすくなったり落ち込みやすくなったりします。そして、この物質の分泌が脳回路の成長にも大きな影響を与えていることが、わかっているのです。だから、歩きながらプラスイメージをふくらませることが、プラスの脳回路の成長にいい作用を与えてくれるというわけです。

このほかにもウォーキングには、脳内のストレスホルモンを減らしてくれたり、脳の働きを高めてくれたりするありがたい作用があることが、わかっています。よく歩くことは、体ばかりでなく、こころにもいいのです。ですから、思考が迷路にハマってしまったようなときは、家にこもって悩んでいるよりも積極的に外に出て歩きましょう。セロトニン効果で、思いもよらないところに出口が見つかるかもしれません。

技術8　「いいこと探し」のクセをつけよう

毎日、「いいこと探し」をする習慣をつけましょう。たとえば、朝起きたときから、「今日もいい天気だ」「メークが決まった」「いつも通る道の花が咲いた」「空いている電車に乗れた」といったように、意識的に「いいこと」を見つけるようにするのです。どんな些細なことでもかまいません。「ぽっ」と気持ちが明るくなるような身の周りの出来事を、毎日せっせとこころに積み重ねていってください。うまく探せるようになってくると、だんだん物事のプラス面に目を向けることが当たり前のことになってきます。そして、たとえ嫌なことがあっても「今日は他に〝いいこと〟がたくさんあったからいいか」と思えるようになり、気持ちがマイナスに傾くのを防げるようになるのです。

また、夜、ふとんに入ったら、今日1日にあった「いいこと」を思い出しながら寝るようにしましょう。脳は寝ている間も活動していて、日中にあった出来事をリプレーしたり整理したりしています。だからできるだけプラスイメージのまま入眠することが、脳回路をいい方向へ成長させることにつながるのです。ぜひ、脳がいい方向に育ってくれることを期待しながら眠りにつきましょう。

技術9　スマイルトレーニングをやってみよう

「笑い」にはさまざまな健康効果があることが知られていますが、その働きは「すこやか思考」を維持するためにも欠かせません。脳内のストレスホルモンを減らし、プラスの脳回路を伸ばす力になる「快の感情」を呼び起こしてくれるのです。

しかも、この効果は「つくり笑い」を浮かべるだけでも期待できます。笑顔をつくると表情筋が収縮して脳の付近の血流量が変化しますが、それによって脳に入る血液の温度がわずかに下がり、それが「快の感情」に結びついていると考えられているのです。

ですから、たとえつくり笑いであろうとも、どんなときも笑顔を絶やさないことが大切。無理に笑おうとするとぎこちない表情になってしまうという人は、ぜひ**「スマイルトレーニング」**にチャレンジしてみてください。これには**「ペ**

ンテクニック」と呼ばれる簡単な方法があります。ペンや割りばしの先を唇に触れないように前歯でくわえ、「エ」と発音するのです。これを実際にやってみると、自然に笑顔になることが分かるはず。朝、出かける前などに、鏡に向かってこの笑顔の練習をすることを習慣にしてみてください。きっとだんだん自然な笑顔が身につくようになってくるでしょう。

技術10　朝、日光を全身に浴びよう

昔から「早起きは三文の得」と言いますが、早起きは脳にもいい影響を及ぼしてくれます。

まずは試しにお日さまとともに起きて、朝の日差しを全身に浴びてみてください。たとえ前日に嫌なことがあって落ち込んでいても、朝日を浴びると「きっと何とかなる」という気分になるのでは？　理由は、太陽の光が**セロトニン**(「技術7」参照)の分泌を活発にして落ち込むのを防いでくれているため。セ

ロトニンは心身の覚醒とも深く関わっていて、そのために頭も体もしゃきっと目覚め、前向きな気持ちで活動モードに入ることができるのです。

また、朝日には脳の中の「体内時計」のネジを巻いてくれるという効果もあります。放っておけば人間の体内時計は遅れがちになるものですが、朝日を浴びると**メラトニン**という睡眠に関わる脳内ホルモンの分泌が規則正しくなり、「早寝早起き」のリズムが整うのです。

このように早起きには脳をポジティブにしてくれるメリットがたくさんあります。それに比べると、夜はネガティブな思考にハマりやすいもの。だから、悩みごとや不安はあまり夜遅くまで考えず、とっとと寝て早起きをしたほうがいいのです。「へこたれ思考」を「すこやか思考」に変えるなら、まずは生活を朝型にすることから取り組みましょう。

技術11　15分考えてダメならやめる

誰にだってスランプはあります。気持ちが落ち込んでどうしようもないこともあるでしょう。そんなときは無理に前向きになろうしても元気がカラ回りしてしまい、なかなか思うようにいかないものです。こういう場合は、思い切って休みましょう。どんなときもポジティブに考えることはもちろん大事ですが、あまりがんばっていると、「ポジティブでいることに疲れること」だってあります。こころを大きく成長させるには、たまには休養も必要です。寝飽きるくらいに寝て、ゆっくりこころを休ませれば、いずれまた、「よし、やるぞ」というプラスの気持ちが湧いてきます。その前向きのベクトルを大切にしてください。

また、ゆっくり休んでいられない場合は、「15分考えて結論が出なければ、いったん忘れよう」というように、時間で区切るのがおすすめです。「落ち込む時間」や「悩む時間」に時間制限を設けると、意外に素直に脳が反応してくれて、気分転換ができやすくなります。それに、考えが迷路にはまってしまったときは、長く考えていれば出口が見つかるというものではありません。いったん頭の中をリセットして、あとでもう一度考え直しましょう。そのほうが、物事が別の角度から見えるようになり、新たな出口が見つかりやすくなります。

技術12　他人も自分もよくほめよう

人はほめられることによって成長するものです。脳にとって、ほめられることほどうれしいご褒美は他にありません。人からほめられるとドーパミンなどの快感物質が分泌されて、それが脳回路をプラスに成長させる原動力になります。そして、その喜びが「I'm OK」という自己肯定感となり、「自分はもっとできる」という自己効力感を生み出すのです。

そのためには、まず他人のことをよくほめるようにしましょう。ふだんから他人に敬意を払ってほめていれば、その気持ちや言葉は必ず自分に返ってきます。**「ミラーイメージの法則」**と言って、他人のことをよくほめていると、いずれ自分も他人からほめられるようになるのです。

また、他人のことばかりではなく、自分をほめることも忘れないようにしましょう。鏡を見ながら、「よくやった！　私は偉い！」「すごいぞ、私って天才！」などとほめてあげるのです。その言葉は脳の奥に届き、脳のプラス回路を刺激するはずです。

つまり、他人からほめられ、自分をほめることは、自己効力感をアップして「すこやか思考」を育ててくれる栄養のようなもの。ぜひ、栄養をたくさんあげてその木を大きくしてください。そして、**「You are OK」「I'm OK」**でいきましょう。

あとがき――「すこやかエクササイズ」を始めましょう

先日拙著『なぜか恋愛運がいい人の小さな習慣』（海竜社）を、親しくしているる中年夫婦のMさんにさし上げました。Mさんは「私なんかもう恋愛なんて関係ないのに」とそっけない反応。ところが、御主人の方は、

「何言ってんだ。お前ほど恋愛運がいい奴はいないぞ。読め読め」

と、大乗り気。Mさんと私は顔を見合わせました。

「それって自分のことほめてんの？『オレと結婚できたんだから』と言いたいんでしょ」

これは他人もほめて自分もほめる典型。

Mさん夫婦には、２人の子どもがいます。お姉ちゃんは弟のことを大変かわいがっていました。忙しい母親に替わって運動会を見に行ったりします。弟が50ｍ走で１位をとると、

「すごいね、すごいね、がんばったね。1位だもんね。さすが私の弟！」

と言うのです。それって誰のことをほめてるの？

「決まってるじゃん」

他人もほめて自分もほめるのは親の遺伝？　いや生まれたときからプラス思考の親と接しているから子どももプラス思考になったのでしょう。

私はよく患者さんから、

「先生はどうしてそうやって何でもプラスに考えられるんですか」

と聞かれます。私たち医療従事者がみんな最初からポジティブな思考パターンを持っている訳ではありません。これはトレーニングによって成されるものなのです。

あるとき、患者さんから、

「こんな病気になってしまって私は1人遅れてしまった。同期の友人たちはどんどん前へ進んでいって、いろいろなことができているというのに、私は何一つ成し遂げたものがない」

と言われました。

こんなとき、もし医者が、

「そうですね。病気だと何もできませんからね。後から追いかけていくしかないでしょう」

と言ったら、患者さんはどう思うでしょうか。病気になった自分を責め、その運命を呪うでしょう。病気を治そうとする気力も失せるでしょう。それでは病気は治りません。

でも、医者が、

「大丈夫、あなたは病気をしたことによって病気の苦しさがわかり、病気で苦しんでいる人の気持ちもわかったではありませんか。それは、いつも順風満帆でいっている人にはわからないことです。だから、あなたは近くに病気の人がいたら、その人に共感してあげられ、その人の心の支えになれるかもしれませんよ。そう考えれば病気をしてよかったこともあると思えませんか。その経験は、学校の勉強では学べないことです。

それに、人間はいつもいつもうまくいくとは限りません。今、うまくいっているように見えても、将来どうなるかなんてわかりません。だから、他人と比較してもあまり意味はないのです。今日、ベストを尽くすことです」

と言ってあげたら、患者さんは、自分のことを肯定的に考えられ、病気を治そうと努力するでしょう。だから医者は常に、患者さんが前向きになれるよう物事をプラスに変換して考えるトレーニングをしているのです。いや、患者さんによってさせられていると言えましょう。

毎日毎日、何十回とこの**「何かいいこと見つけよう」**という作業をしているのですから、自然と身につくというもの。

実際、現代の脳科学では、よい刺激を与え続けると大人でも脳細胞が増えることがわかってきました。悪い刺激を受け続けると、脳細胞はどんどん死滅していって、脳は萎縮してしまいます。虐待を受け続けた子どもの脳では「海馬」という場所が萎縮して、その後大きくなってもストレスに弱くなり、心や身体の病気になりやすいというデータがあります。

脳細胞は早くて14日間、だいたい1カ月で新生してきます。ですから、少なくとも14日間、できれば1カ月間、毎日毎日**「すこやか思考」**のエクササイズをしていけば**「すこやか細胞」**が新生してきます。さらに2カ月、3カ月と**「すこやかエクササイズ」**を続けると、どんな刺激を受けても脳の中はいつでも**「すこやか回路」**に回り始めます。

脳細胞は80歳になっても増えます。さあ、今日から「すこやかエクササイズ」を始めてみてください。10年後のあなたを見るのが、今から楽しみです。

付録

カルタ

あそび方
絵合わせ（へこたれ一家とすこやか一族、それぞれカップルを探す）、名前あて、暗記カード、またはぬり絵などしてあそんでネ。

おしんちゃん

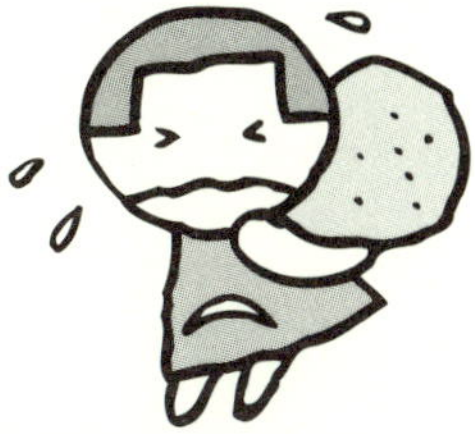

ギブテクさん

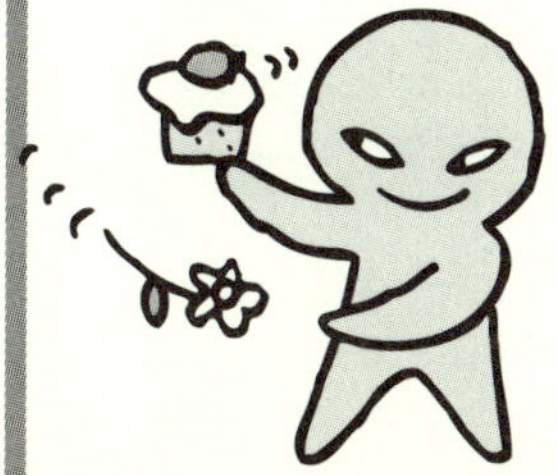

ネバネバさん

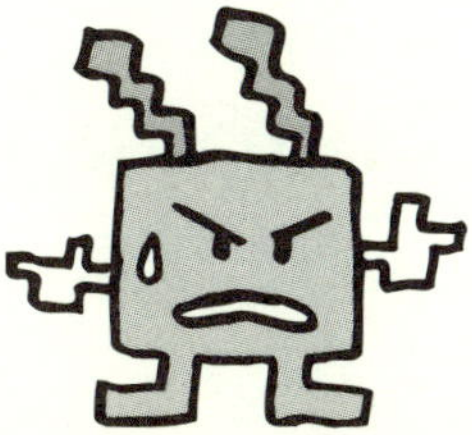

ジブンノ星人

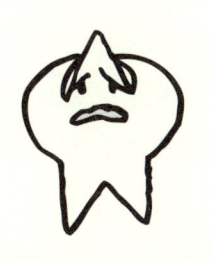

カンペキマン

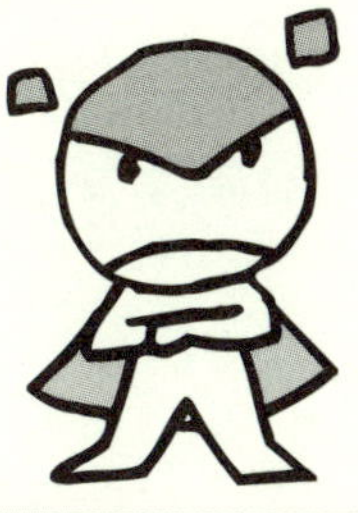

私さえ
ガマンすれば…

やらねばならぬ、
ねばならぬ

ケーキの見返りは
当然…ヨネ

完璧こそが
最高です

太陽が沈むのも、
みんな私の
セイなのよ

クヨクヨクヨ子

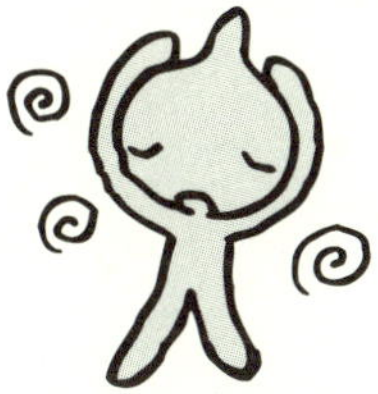

セイロンちゃん

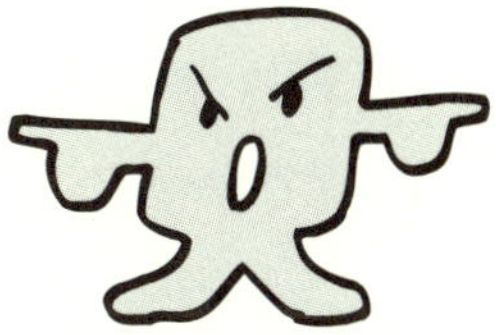

イロメガネさん

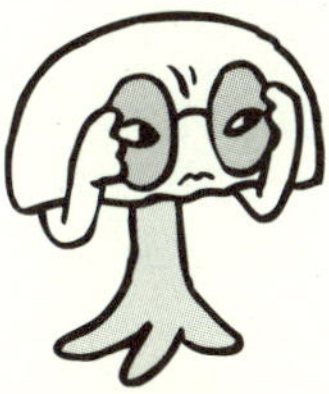

メゲメゲさん

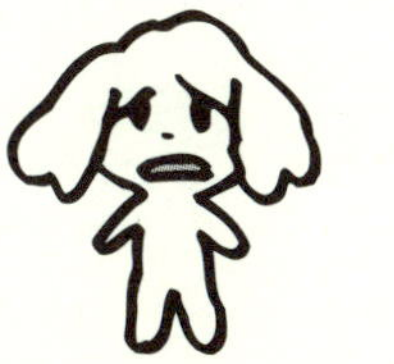

不幸ハンター

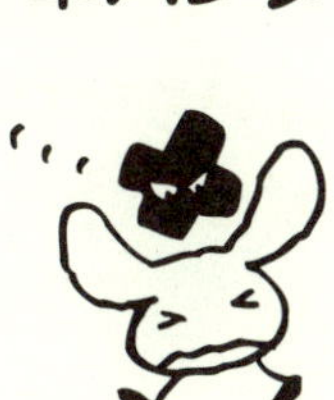

レッテルン

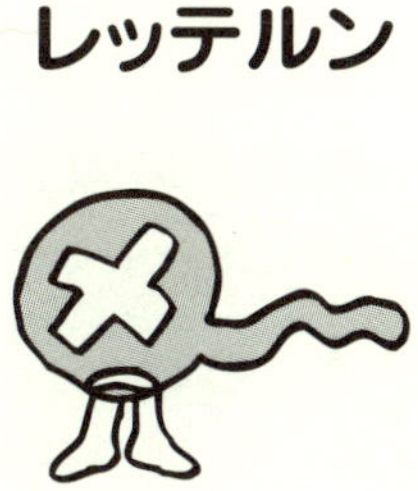

アタシが言ったノニ。
ドコが
間違っているの？

グルグル
グルグル
一体全体どうしよう

あれもダメだし、
これも
きっとダメだわ…

ミカンもトマトに、
パンダもクマに

マイナスの
レッテル貼りして、
足とられ…

私はいつでも、
「悲劇のヒロイン」

白黒さん

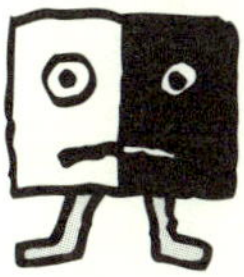

しじマチ子さん

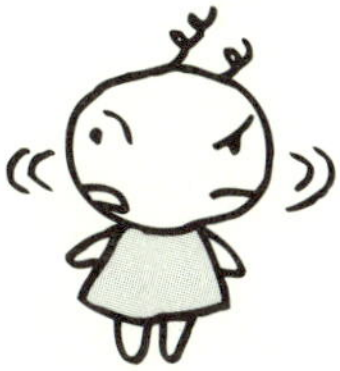

カングラー

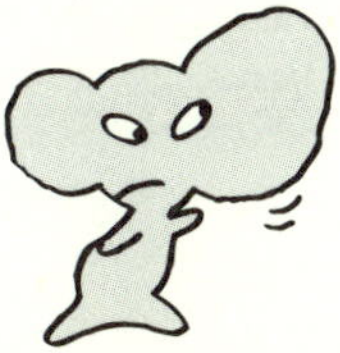

アキラメ星人

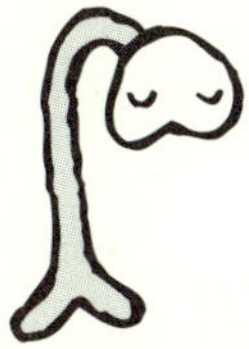

デモデモさん

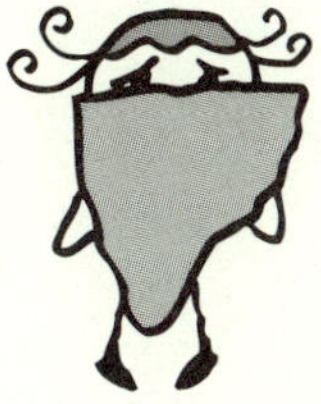

ネタミソネミー

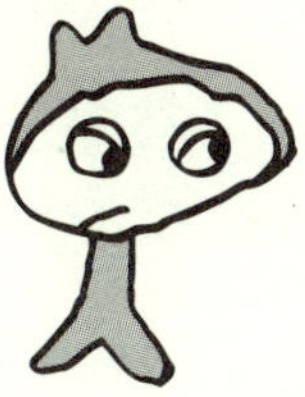

言われたことは
できるけど、
やりたいことは
できないの

正誤、善悪、
答えはいつも
1つだけ

私の人生、
日陰街道まっしぐら

聞こえてくるゾ、
陰口が…

玉の輿!?
なんであの子が
のれるワケ？

はい…でも、
ええ…でも、
だけど…でも

フリフリちゃん

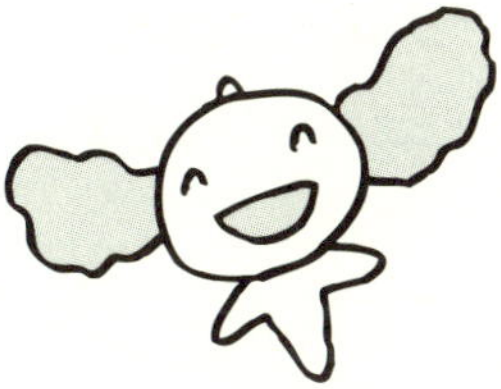

らくらくくん

ヘルプマン

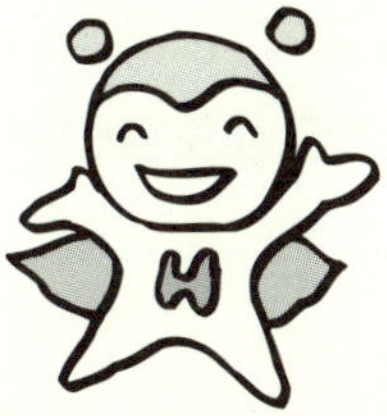

ギブギブちゃん

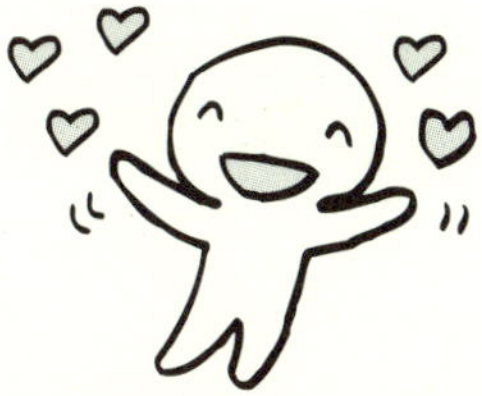

キャッカン星人

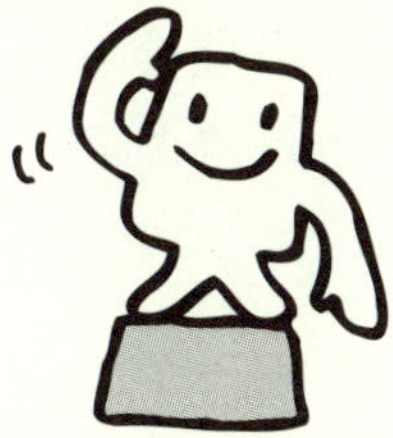

ナルヨウマン

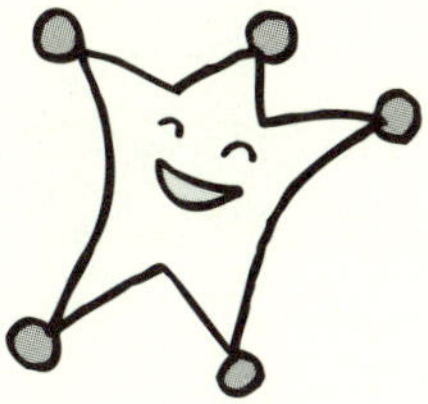

イヤなことは
イヤと言っても
大丈夫

フリーな発想、
フリフリ気分

お世話ができて、
大満足！

ヘルプしあえば
ラックラク

人生は
どうにかなるように
できている

台に乗ろう。
景色が変わるよ！

トライマン

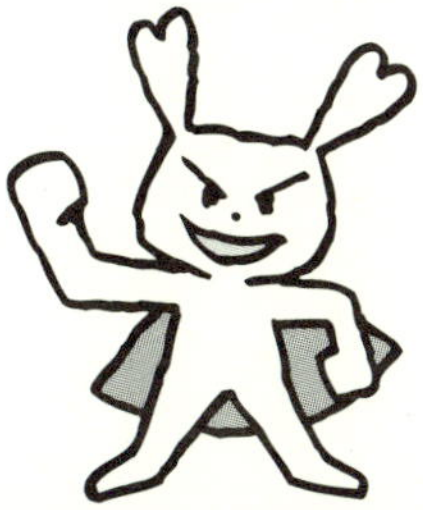

シャットマン

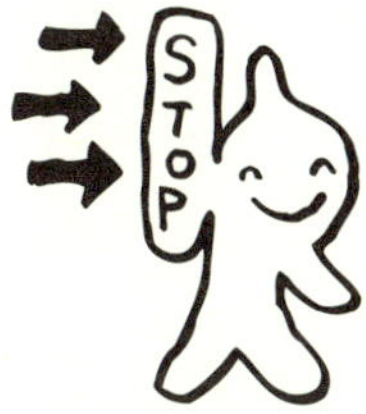

幸せキャッチャー

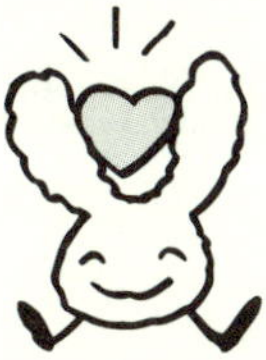

ミズ・肯定

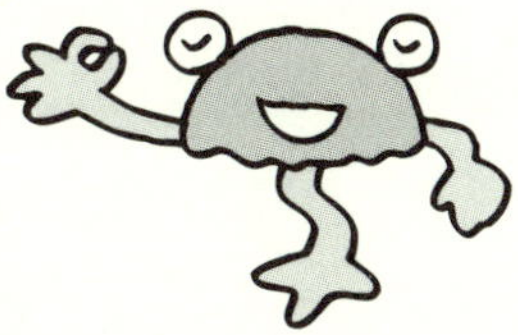

チャレンジャー

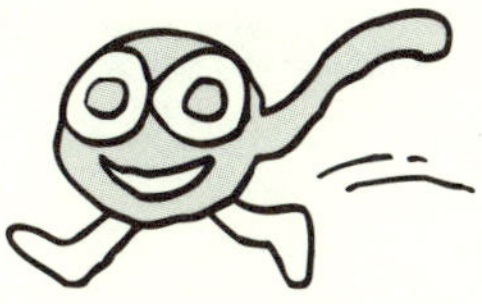

どんどんヤルダー

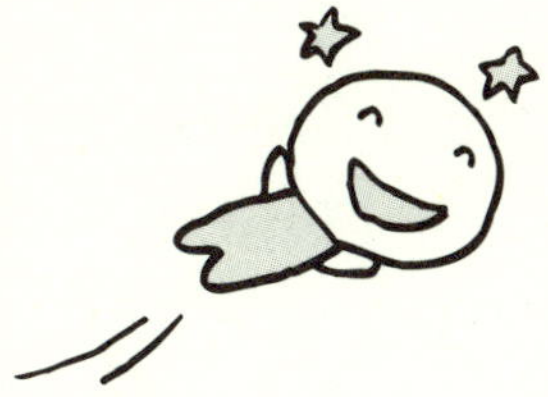

マイナス回路
シャットアウト！

トライ40
失敗30

色眼鏡
はずしてみれば、
トマトはトマト

私のグローブ
大きいの

スッキリ
ハッキリ、
自分の
やりたいことをやる

チャレンジすれば
道は開ける

みらーマン

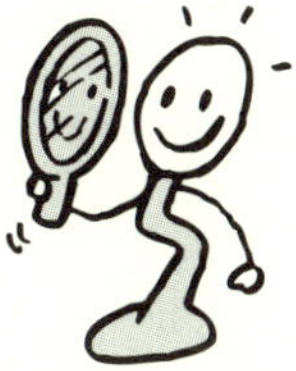

ファジーちゃん

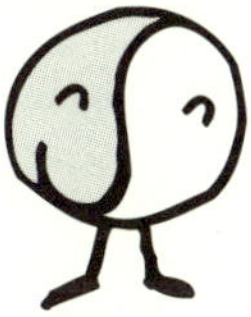

マイウェイちゃん

いいことサーチャー

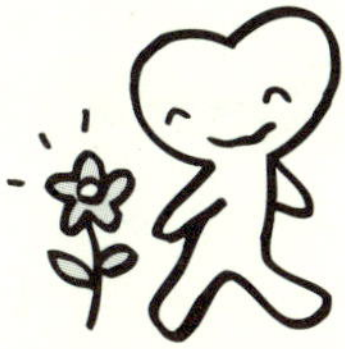

ダッピー

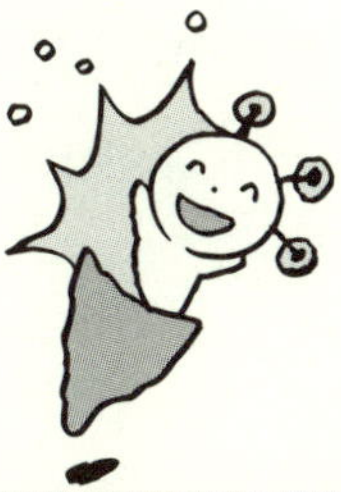

滑らか人生
生きるには、
薄くて淡い色がいい

鏡よ、鏡
世界で一番…

いいこと探しで、
幸せみーつけた

私らしい道を歩めば
ハッピーライフ

外の世界は
ステキな明日が
待っている!

姫野友美（ひめの　ともみ）

東京医科歯科大学卒業。医学博士。心療内科医。
現在、ひめのともみクリニック院長、女性のための生涯医療センターViVi 勤務。
女性の立場に立った適切でわかりやすいアドバイスは、
ストレスを抱える多くの女性から支持されている。
『おもいッきりテレビ』〈日本テレビ系〉などテレビ、新聞、雑誌で、
ストレスによる病気・症候群に関するコメンテーターとして活躍中。
著書に『ピンチをチャンスにかえる心療内科』（悠飛社）
『なぜか恋愛運がいい人の小さな習慣』（海竜社）
『大丈夫！そんなにがんばらなくても』（青春出版社）などがある。
日本心身医学会認定医。日本東洋医学会専門医。
日本温泉気候物理医学会温泉療法医。麻酔科標榜医。
日本臨床抗老化医学会認定医。

（絵）
江村信一（えむら　しんいち）

キャラクターデザイナー。

（株）サンリオにてキャラクターデザインに携わる。

1984 年、CIS 設立。キャラクターとヒーリングパステルシャインアートを並行して創作と普及につとめる。

著書にベストセラー『元気を出して』『いつも笑顔で』共著、

『大切なこと』松下幸之助著、『世界でいちばん簡単な絵の描き方』

（以上 PHP 研究所）などがある。

http：//www 1.ocn.ne.jp/~cis/

クヨクヨからスッキリへ、

こころのクセを変《か》えるコツ

自分でできる“認知療法”エクササイズ

2005年４月17日　初版発行

2007年４月25日　10刷発行

著　者……姫野友美《ひめのともみ》

発行者……大和謙二

発行所……株式会社大和出版

東京都文京区音羽１－２６－１１　〒112-0013

電話　営業部03-5978-8121／編集部03-5978-8131

http://www.daiwashuppan.com

印刷所……誠宏印刷株式会社

製本所……有限会社誠幸堂

装幀者……重原　隆

ISBN978-4-8047-0338-1